おしっこ（排尿）の悩み。
「年のせいだからしかたがない」と、
あきらめていませんか？

トイレにしょっちゅう行きたくなる（頻尿）。
夜中にトイレで何度も起きる（夜間頻尿）。
トイレに間に合わないことがある（尿もれ）。

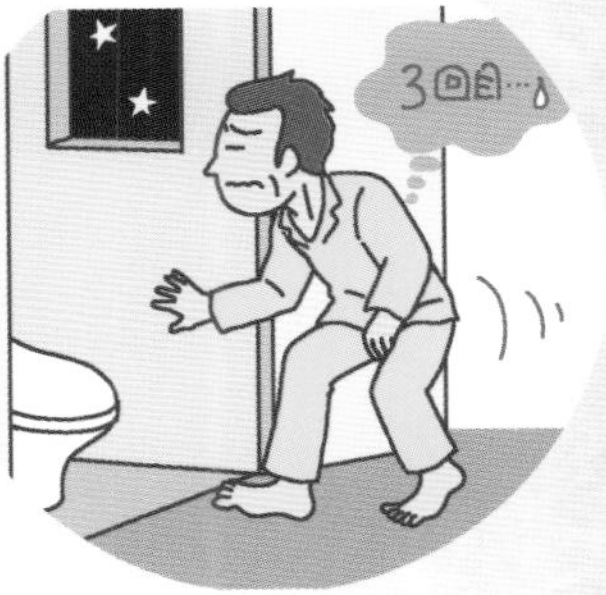

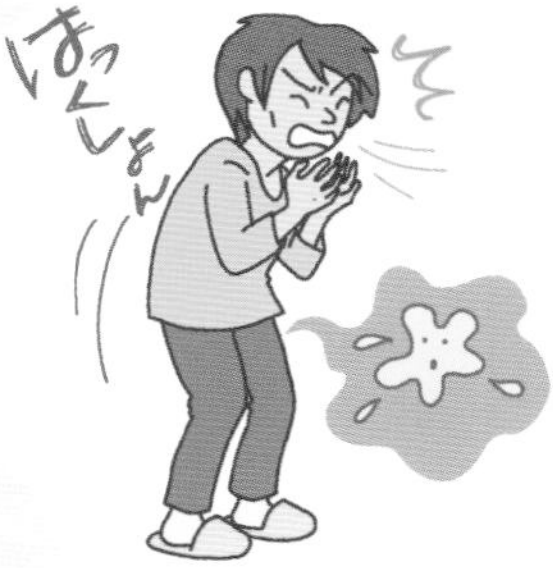

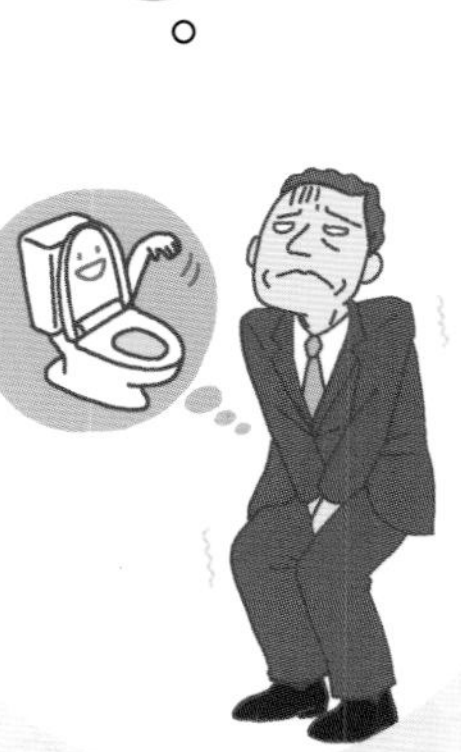

頻尿、夜間頻尿、尿もれ。
加齢とともに、おしっこの悩みを抱える人は多くなります。
50歳を過ぎると、約6割の人が、
夜中に1回以上トイレへ行くといいます。
そんな、おしっこのトラブルを
「年を取れば誰にでもあること」と放っておくと、
いつまでも、悩みから解放されることはありません。
それどころか、体をどんどん弱らせることになります。

おしっこがもれたり、いつもトイレが気になるようになると、
外出するのが不安になります。
人と会っていたり、遊んだりしていても、心から楽しめません。
夜中に何度もトイレに行くようになると、
眠れない日が続いたり、生活のリズムが乱れたりして、
体のあちこちに不調が現れるようになります。
国内のある研究によると、**夜中に2回以上トイレで起きる人は、**
1回以下の人と比べて死亡率が約2倍になるといいます。
実は、**おしっこのトラブルは寿命を縮めている**のです。

おしっこがもれるのも、トイレが近くなるのも、
夜中にトイレに行きたくなるのも、ちゃんと原因があります。
主な原因とは、
加齢によって誰にでも起こる、**おしっこを出すしくみの老化**、
推定患者数約810万人といわれる「**過活動膀胱《ぼうこう》**」、
男性特有の病気である「**前立腺《せん》肥大症**」、
そして、**間違った飲水習慣**です。
いずれも、生活習慣を改めることで、
進行を食い止めることも、症状を改善することも可能です。

本書では、**おしっこのトラブルを解消するための食を中心とした生活習慣を紹介します。**

主なテーマは、

❶ おしっこを出すしくみを**元気にする**

❷ おしっこをつくり過ぎないように**水分バランスを整える**

❸ おしっこを出すしくみが誤作動を起こさないように**睡眠を整える**

❹ おしっこを出すしくみに欠かせない**男性ホルモンを増やす**

❺ 過活動膀胱の症状を和らげる

❻ 前立腺肥大症を予防する

具体的には、**朝食を食べる**ようにしましょう、
野菜をたくさん食べましょう、
寝る前にたくさん水分を摂らないようにしましょう、
寝る前にシャワーを浴びるようにしましょう、
1回2分程度のストレッチをしましょう……という簡単なことです。
少しずつでいいので、できることから始めてみてください。
毎日の生活を見直し、改めるだけで、
おしっこに悩まされる日々から解放されます。

「**たかがおしっこ**」。そう考えている方は、多くいらっしゃいます。

この本を手に取られたみなさんも、自分が抱えるおしっこのトラブルが、自分の寿命を縮めるものだと思っている方は少ないでしょう。

しかし、「ちょっともれるぐらいだから」とか、「夜中に1、2度起きてトイレに行くだけだから」と軽く考えていると、気づいたら寝たきりになっていたというのも、大げさではありません。

なぜなら、**おしっこのトラブルは体が弱ってきているサイン**であり、高血圧や糖尿病などの生活習慣病の進行で起きることもあるからです。

せっかくのサインにもかかわらず、おしっこのトラブルと向き合わないのは、「年のせいだからしかたがない」とあきらめている方が多いからだと思います。

確かに、おしっこのトラブルの多くは、加齢とともに現れます。

夜中にトイレに行くために何度も起きるなんてことは、若いころはほとんどなかったはずです。

どうして、そういう症状が起こるようになったのでしょうか？

その原因がわかれば、対処することは可能です。
実際、**私の病院を訪れる患者さんの多くは、**
おしっこのトラブルから解放され、楽しい人生を送っています。

おしっこのトラブルは、年のせいだけではありません。
また、前立腺肥大症や過活動膀胱といった病気に注目するだけでも、
トラブルから解放されるのは難しいといえます。
大切なのは、食事を含めた生活習慣にも目を向けることです。
本書では、泌尿器科・抗加齢治療の専門家として
患者さんにアドバイスしていることを
自宅でも実践できるようにわかりやすく伝えていきます。
おしっこのトラブルから解放され、
いつまでも健康で長生きできる体を手に入れるお手伝いができれば幸いです。

順天堂大学泌尿器科講師　斎藤恵介

第1章

夜中のトイレが増えると体がどんどん弱っていく

第2章

専門医が教える頻尿・尿もれを改善する食べ方

第3章

夜中のトイレが激減する水の飲み方

第4章

効果抜群！頻尿・尿もれが消える新習慣

第1章

夜中のトイレが増えると体がどんどん弱っていく

おしっこが出るしくみとは？

トイレにしょっちゅう行きたくなる。

夜中にトイレに行くために何度も起きる。

トイレが間に合わないことがある。

トイレに行ったけれどもスッキリしない……。

加齢とともに、おしっこ（排尿）の悩みを抱える人は多くなります。ある調査によると、**50歳を過ぎると約6割の人が、夜中に1回以上トイレに行く**といいます。ところが、「年のせいだからしかたがない」と、あきらめている人も多いようです。

ちょっと待ってください。もちろん加齢の影響はありますが、おしっこのトラブルは、そもそも排尿のしくみになんらかの問題があるのが原因です。その原因を解消すれば、悩みから解放されることは可能です。

「年だから」とあきらめることなどありません。

まず、おしっこが出るしくみを簡単に説明しましょう。

排尿に深く関わる臓器は、「腎臓《じんぞう》」「尿管」「膀胱《ぼうこう》」「尿道」です。腎臓でつくられた尿は尿管を通って膀胱に送られ、膀胱にある程度の尿がたまると、尿道を通って体の外に排出されます。

膀胱の平均的な容量は300〜400mLで、150〜200mLの尿がたまると脳に信号が送られ、「トイレに行きたい」という尿意を感じます。そして、トイレに行って排尿の準備が整うと、脳から「排尿OK」の指示が膀胱と尿道に伝わり、おしっこが出ます。

このときに働くのが、膀胱の排尿筋と尿道の尿道括約筋《かつやく》という筋肉です。排尿筋は、尿をためるときはゆるみ、おしっこを出すときは収縮します。逆に尿道括約筋は、尿意を感じても排尿準備が整うまでは収縮し、OKが出たらゆるみます。

ただし、男性は約20㎝、女性は約4㎝と尿道の長さに違いがあり、それが男女のおしっこの悩みの違いになります。また、男性には前立腺《せん》が、女性には子宮や膣《ちつ》があり、解剖学的《かいぼう》な違いも男女のおしっこのトラブルに大きく影響します。

夜中にトイレへ行く回数は、加齢とともにどんどん多くなる！

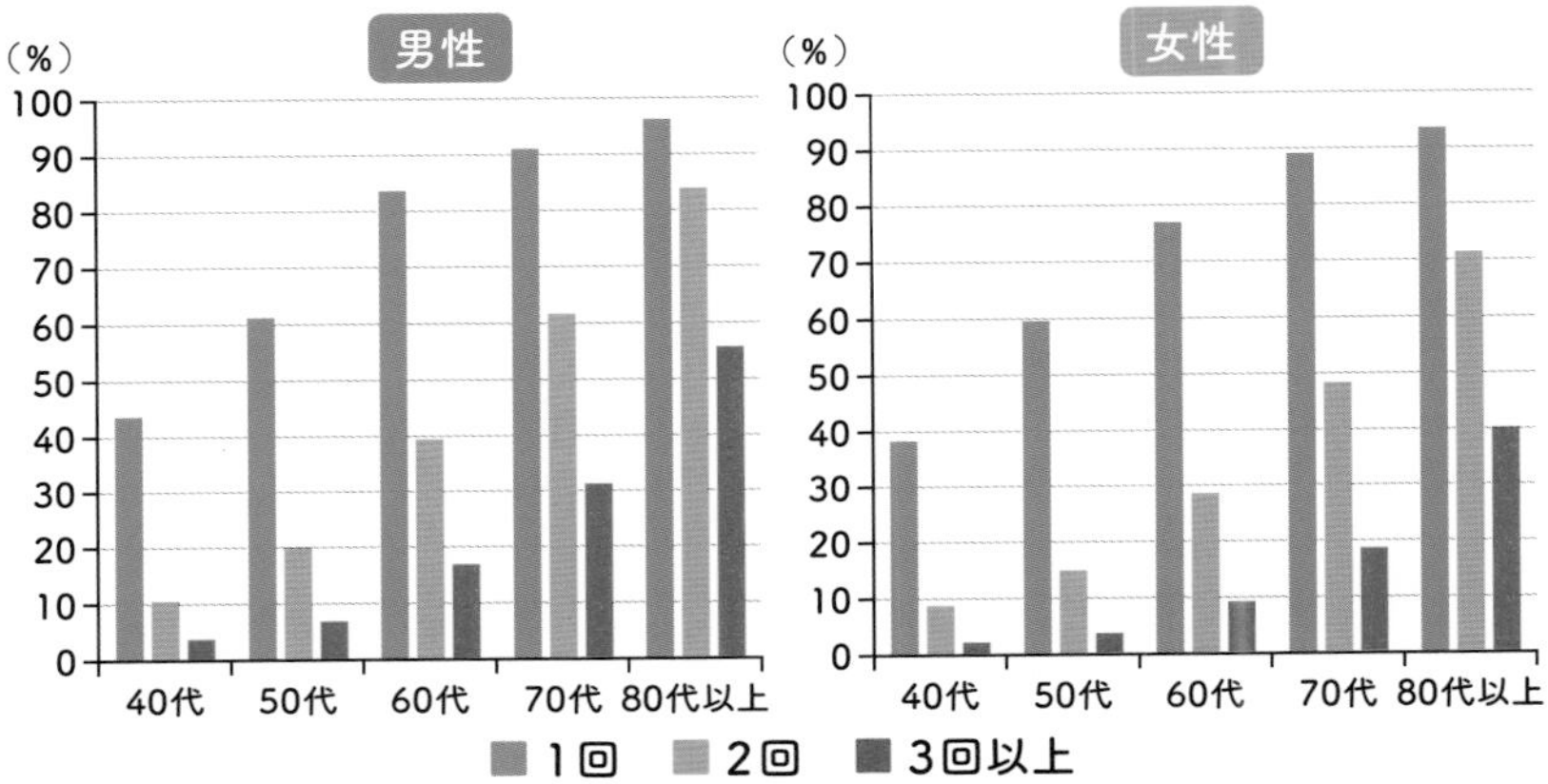

出典：日本排尿機能学会誌 .2003;14(2):266-277.

おしっこが出るしくみ

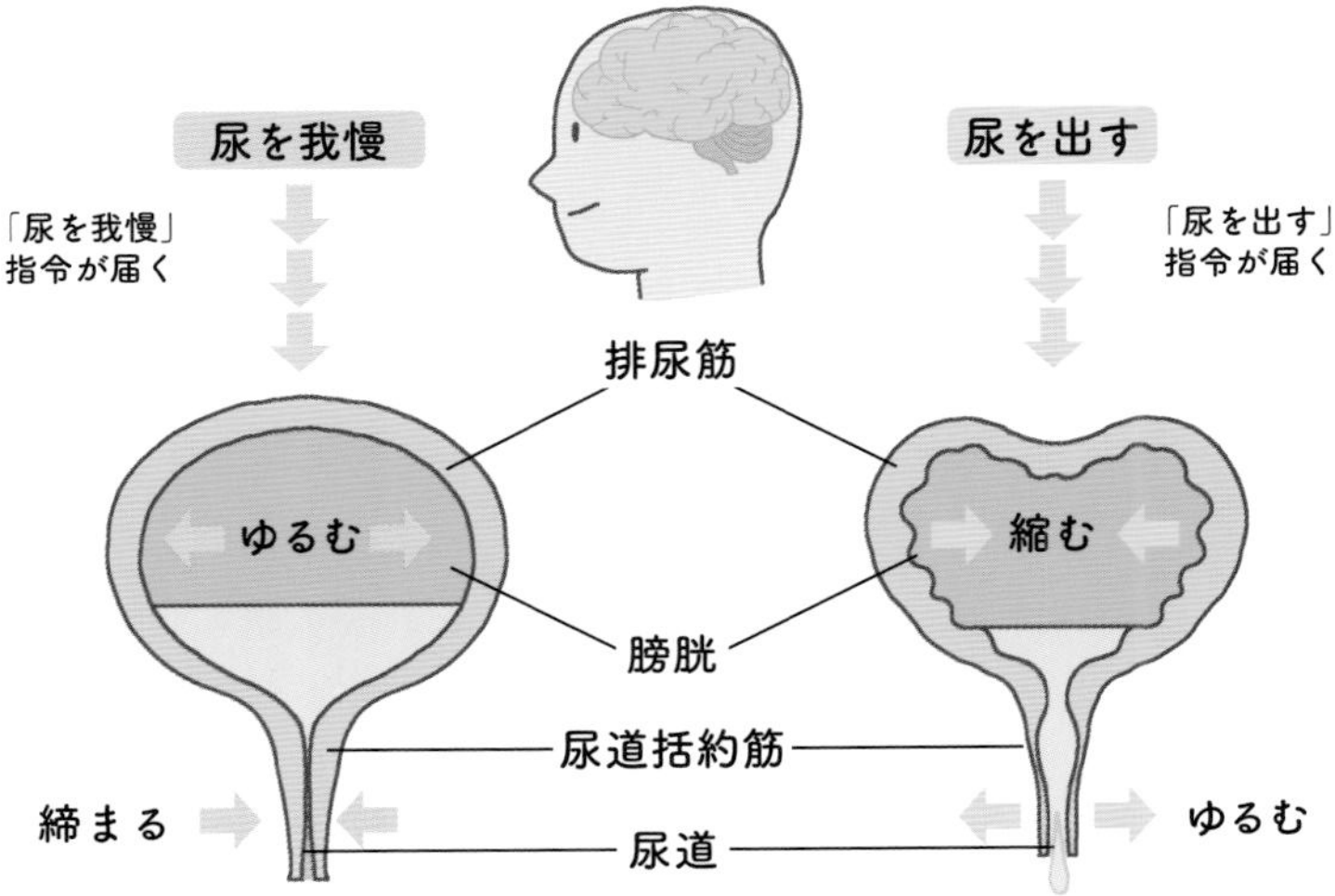

おしっこ3大トラブル。尿もれ、頻尿、夜間頻尿

「年のせい」で片づけがちなおしっこの悩みで多いのは、おしっこがちょっともれてしまう「尿もれ」（尿失禁）、しょっちゅうトイレへ行きたくなる「頻尿」、夜中に何度もトイレへ行く「夜間頻尿」です。

尿失禁は、大きく4つに分けられます。

1つめは、**「腹圧性尿失禁」**。これは、イスから立ち上がったときやくしゃみをしたときなど、おなかに力が入った瞬間にちょっとだけもれてしまう症状で、**40代以上の女性に多く見られます。**女性に多いのは、男性より尿道が短く、骨盤腔《こつばんくう》（骨盤に囲まれた空間）が広いという構造的な問題が大きく関係しています。

2つめは、**「切迫性尿失禁」**。これは、膀胱《ぼうこう》が過敏になり、ちょっとした刺激で尿意を感じることでもれてしまう症状です。後ほど解説しますが、急にトイレへ行きたく

なる「過活動膀胱《ぼうこう》」の一症状でもあります。

3つめは、「溢流性《いつりゅうせい》尿失禁」。これは、膀胱の神経が鈍って、尿がたまっている感覚がわからなくなり、パンパンになってもれ出てしまう症状です。男性に多い症状で、後ほど解説する「前立腺《せん》肥大症」や「神経因性膀胱」によって引き起こされると考えられています。

4つめは、「機能性尿失禁」。体の動きや認知の機能が落ちトイレまで間に合わない、トイレの場所がわからないといった状態をいいます。高齢の方に多く、トイレまでの道筋を確認したり、服を脱ぐまでの動作を確認したりすることも大切です。また、認知症の方でトイレの場所がわからず、排尿してしまうことも含まれます。

ただし、アルツハイマー型認知症などでは、脳の萎縮《いしゅく》により「過活動膀胱」を併発していてトイレに間に合わない場合もあり、疾患《しっかん》としてきちんと治療することも大切です。


頻尿とは、トイレへ行く回数が増えることです。

みなさんは、1日に何回おしっこに行きますか？　一般的に、「正常な1日の排尿

おしっこ3大トラブル

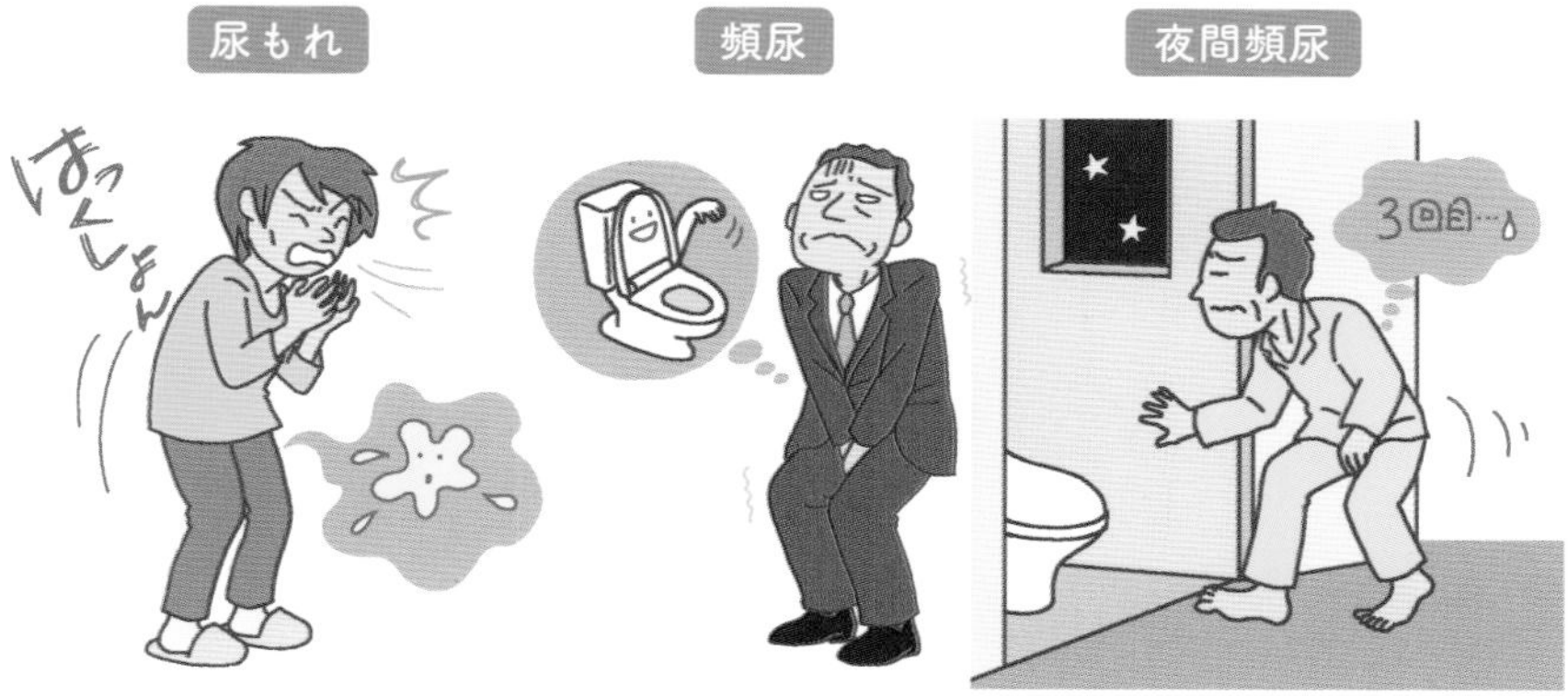

回数は5～7回」とされます。日本泌尿器科学会によると、「**朝起きてから就寝までの排尿回数が8回以上**」の場合が頻尿とされます。

ただし、1日の排尿回数は人によってそれぞれのため、8回以下でもトイレへ行く回数が多いと感じる人は、頻尿といえます。

就寝中に1回以上、トイレのために起きると、夜間頻尿とされます。

おしっこの悩みで最も危険なのが、この夜間頻尿です。放っておくと、健康寿命を縮めることになります。

排尿時間は健康を知るバロメーター。目安は「30秒以内」

みなさんに質問です。みなさんは、おしっこをどれくらいの時間ですませますか？

人間の排尿時間について興味深い事実を導き出したのが、２０１５年のイグノーベル賞物理学賞です。イグノーベル賞とは、ノーベル賞のパロディとして１９９１年に創設された賞で、「人々を笑わせ、そして考えさせてくれる研究」に贈られます。

２０１５年に物理学賞が贈られたテーマは、「動物によって排尿時間は異なるのか」。そして、研究結果は、**「動物たちすべてに共通して、約21秒間」**。動物の種類によって食生活も体格も大きく異なるのに不思議ですよね。

もう少しくわしく解説すると、その研究によると、哺乳《ほにゅう》類は体の大きさにかかわらず、膀胱が空《から》になるまでの時間が「21秒プラスマイナス13秒」、体重３kg以上だと「約21秒」になるということです。さらに、**体重３kg以上の哺乳類は、尿道の直径と長さの比率が約１：18で共通しているそう**です。

加齢とともにおしっこの時間が長くなる！
～年齢別排尿時間～

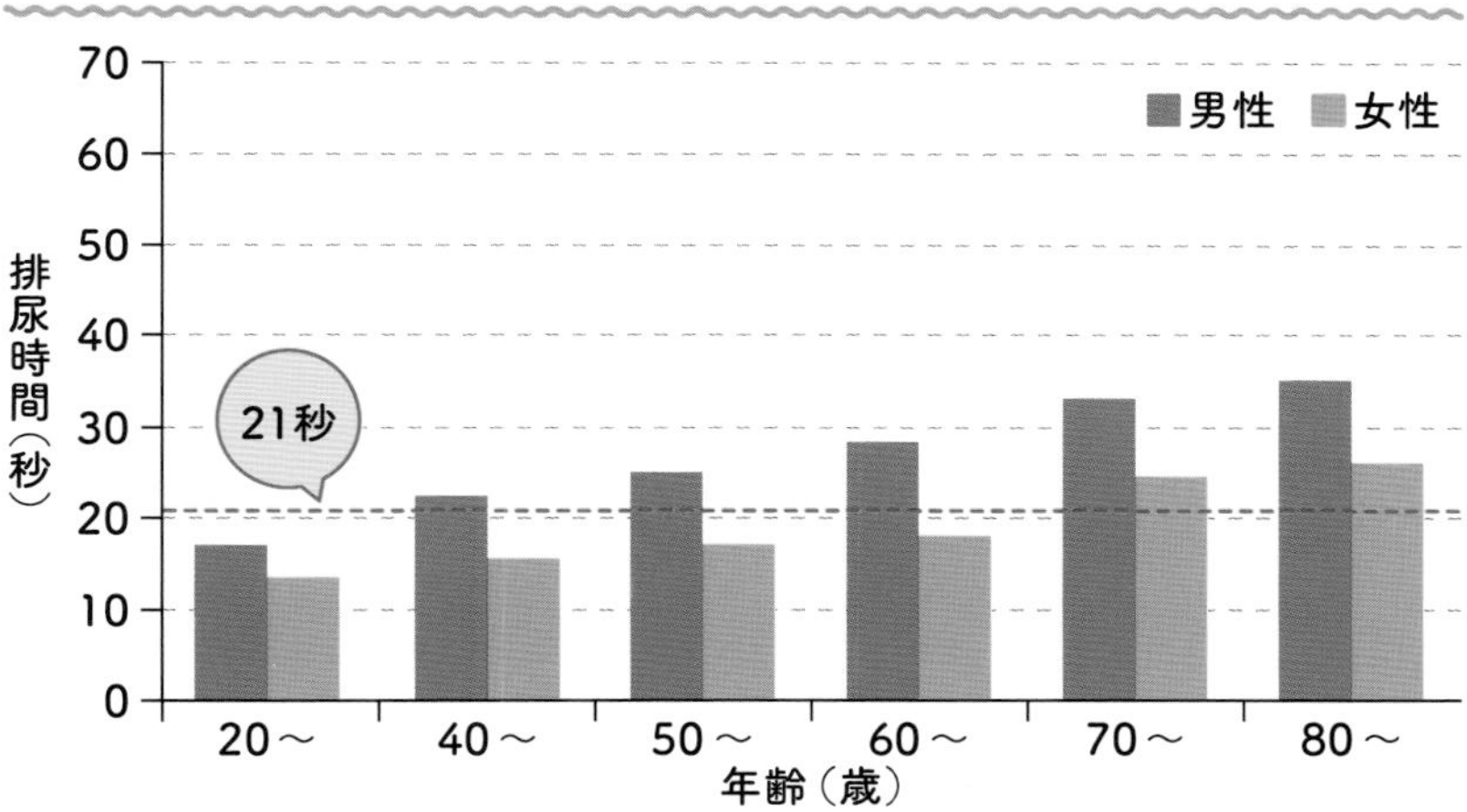

なぜ、21秒なのかはわかりませんが、自然界で生き残っていくには、21秒間でおしっこをすませなければいけなかったのかもしれません。

果たして日本人の場合はどうなのでしょうか。順天堂大学と旭川医科大学が共同で行った調査によると、年齢が上がるにつれて排尿時間が長くなることがわかりました。**70歳以上になると、排尿時間が30秒前後**になります。

尿が出にくくなっているのは、加齢によって、おしっこを出すしくみになんらかの問題が生じてきている可能性があるということです。

膀胱が老化すると、おしっこをためられなくなる、出方が悪くなる

尿もれ、頻尿、夜間頻尿というおしっこの3大トラブルの原因は、おしっこを出すしくみに問題が生じているからです。

まず、考えられるのは、**加齢によって誰にでも起こる膀胱《ぼうこう》の老化現象**です。膀胱のまわりは、排尿筋という筋肉で取り囲まれています。また、膀胱はさまざまな靭帯でつり上げられ、骨盤底筋群によりハンモックのように支えられています。先ほど紹介しましたが、排尿筋には、ゆるむことで尿をため、収縮することで尿を出すという働きがあります。しかし、**排尿筋も体のほかの部位の筋肉と同じように、加齢とともに少しずつ筋力も、筋肉量も低下**してきます。

筋肉のピークは、25歳くらいといわれています。35歳を過ぎると年間1・5％の筋力低下と1～2％の割合で筋肉量を失うといわれ、60歳を超えると筋力低下は倍のス

ピードになります。

また、加齢とともに動脈硬化などで血管が衰えて血流が悪くなると、さらに筋肉の動きが悪くなります。つまり、若いころは伸縮性があったゴム風船のような膀胱が、年を取ると伸縮性のない紙風船のような膀胱になってしまうのです。

そうなると、膀胱の伸び縮みが悪くなるだけではなく、尿をためる（蓄尿）機能も悪くなり、若いころと同じような量をためられなくなります。

膀胱が紙風船のようになると、少量の尿でも「尿がたまっています」と脳に連絡が届くようになったり、膀胱の縮む力が弱くなったり、尿を出し切れずに残ったり（残尿）することで排尿の回数が増えてしまいます。

膀胱が衰えると、おしっこの出方も悪くなります。排尿筋が衰えれば、膀胱にたまった尿を押し出す力が弱くなるからです。年齢とともに排尿時間が長くなる理由の1つと考えられます。

人間の体は、いろいろな社会生活や生活環境にさらされています。膀胱の刺激性を上げるカフェインやストレス、寒さの刺激に加え、年齢の変化や出産などといった人生の大きな変化もあります。

膀胱の健康を、プラチナ、ゴールド、シルバー、ブロンズに例えるならば、プラチナは刺激に強く、血流がよく、筋肉がしなやかで、尿をよくためられて残尿なく排尿できる状態といえます。

いつまでも若さと健康を保つ、プラチナ膀胱をめざしたいものです。

尿道括約《かつやく》筋も、排尿筋と同じように衰えていきます。尿道括約筋の動きが悪くなると、おしっこの出口をうまく締められなくなります。要するに、排尿をコントロールできなくなるのです。

特に尿道が短い女性の場合は尿道括約筋と靭帯のゆるみにより、尿道が上下に激しく動く尿道過可動が起こり、男性よりも尿がもれやすくなります。出産の経験で尿道括約筋や靭帯がゆるむこともしばしばで、40代以上の女性に腹圧性尿失禁が多い理由の1つです。

「過活動膀胱」の推定患者数は約810万人

次に考えられるのは、膀胱《ぼうこう》の病気です。

みなさんは、「過活動膀胱」をご存じですか？　最近、メディアで取り上げられることが多くなったため、聞いたことがある方は多いのではないでしょうか。もしかすると、すでに過活動膀胱の症状に悩まされている方もいるかもしれません。

過活動膀胱とは、膀胱に尿が十分にたまっていないのに、自分の意思とは関係なく膀胱が勝手に縮んだり、過敏な動きをしたりする病気です。

主な症状として、急にトイレに行きたくなって、おしっこがもれそうになったり（尿意切迫感）、昼夜問わずトイレへ行く回数が増えたり、場合によっては我慢できずにおしっこをもらしてしまったりすることもあります。

まさに、おしっこの3大トラブルそのままの症状といえます。

日本泌尿器科学会の「過活動膀胱診療ガイドライン」によると、**過活動膀胱の推定患者数は約810万人、そのうち尿失禁を伴う患者数は約430万人**といいます。

ちなみに、次に解説する前立腺《せん》肥大症のある人の50~75%の人に過活動膀胱の症状があるといわれ、女性だけではなく、男性にも発症する病気です。

過活動膀胱の原因の約2割は神経の障害によって起こる「神経因性」、**約8割は神経の障害なく起こる「非神経因性」**です。神経因性は、脳梗塞《こうそく》やパーキンソン病などの脳疾患《しっかん》、脊髄《せきずい》損傷や多発性硬化症などの脊髄疾患などから引き起こされます。

非神経因性は、**女性の場合は骨盤底筋群のトラブル**で起こることが多く、加齢や出産によって、膀胱・子宮・尿道などを支えている骨盤底筋群が弱くなったり、傷ついたりすることで排尿のメカニズムがうまく働かなくなり、過活動膀胱が起こります。

男性の場合は前立腺肥大によって膀胱の筋肉が異常をきたし、少しの刺激にも過敏な反応をするようになります。また、前立腺肥大でも膀胱の出口をふさぐような中葉肥大症では、排尿センサーの血流不良や物理的に膀胱が変形することで、過活動膀胱が引き起こされます。

膀胱が勝手に縮んでしまう「過活動膀胱」

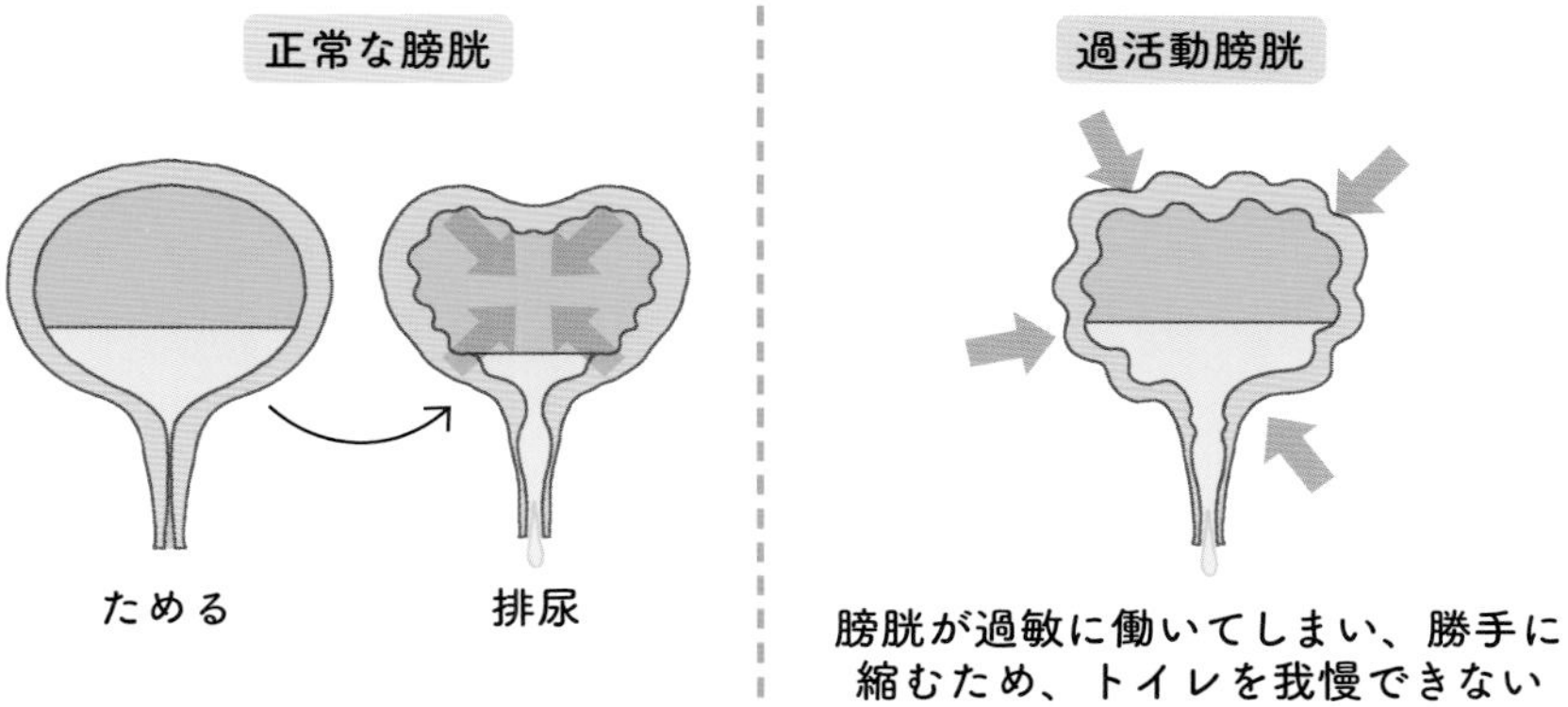

年を取ると膀胱が過敏になる
～過活動膀胱の有病率～

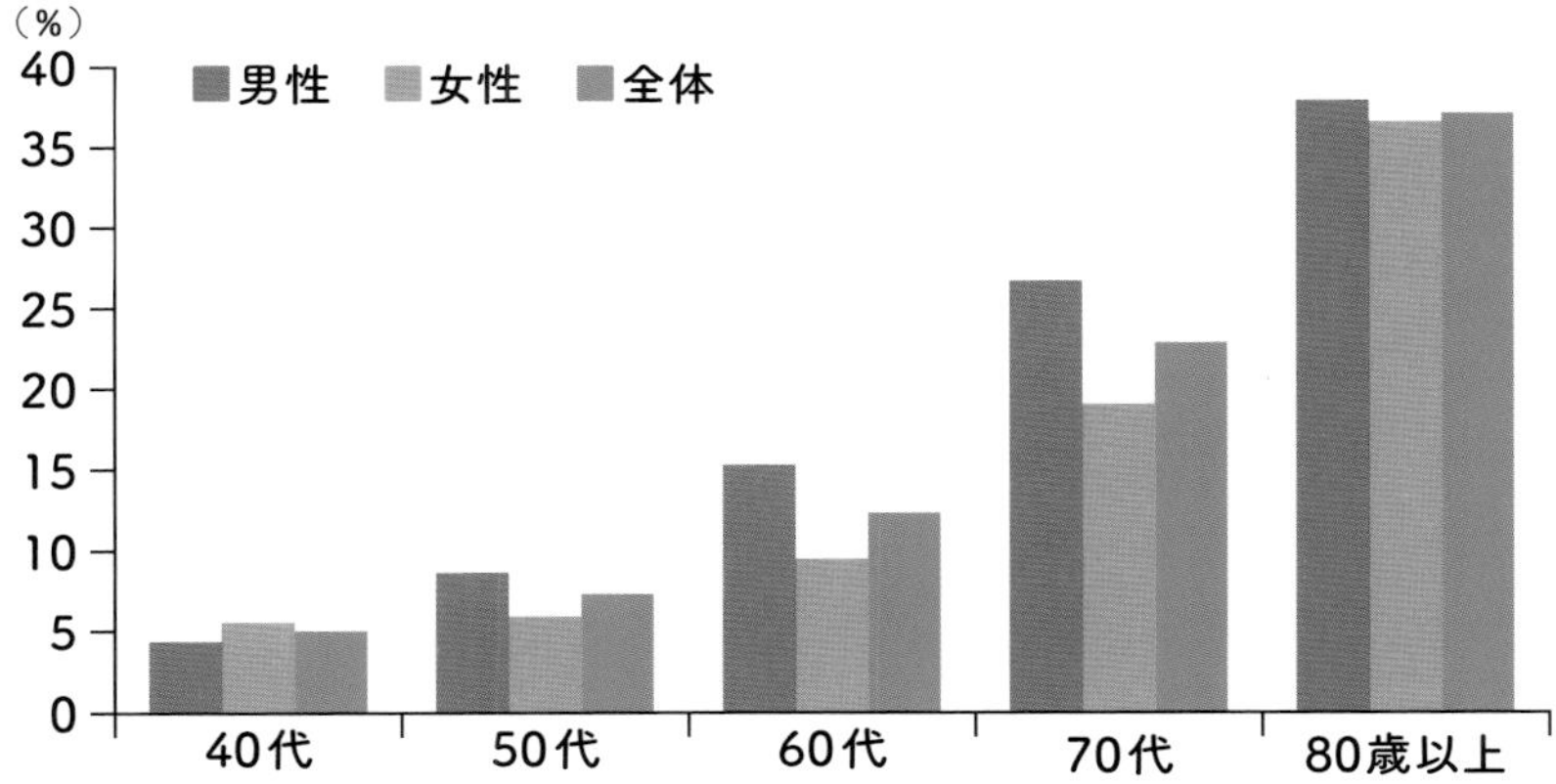

※過活動膀胱の条件…週1回の尿意切迫感、1日8回以上の排尿

出典：日本排尿機能学会誌 .2003;14(2):266-277.

男性のおしっこの悩みの最大の原因は、「前立腺肥大症」

男性特有の原因として考えられるのが、「前立腺《せん》肥大症」です。

おしっこが出るしくみの男女の違いとして尿道の長さを紹介しましたが、もう1つ決定的な違いがあります。それは、膀胱《ぼうこう》のすぐ下に位置し尿道を取り囲んでいる「前立腺」の存在です。

前立腺とは男性だけにある臓器で、精液の一成分である「前立腺液」をつくる生殖器の一部です。

前立腺肥大とは、文字どおり、前立腺が肥大してくる病気です。もともとクルミくらいの大きさの前立腺が、人によっては卵やミカン、ソフトボールくらいの大きさに肥大することもあります。

前立腺が肥大すると尿道が圧迫されて狭くなることにより、おしっこのさまざまな

トラブルを引き起こすことになります。

肥大する原因は、現段階ではまだはっきりとわかっているわけではありません。しかし、前立腺の加齢に伴う成長は、これまでいわれてきた単なる血清アンドロゲンの増加や減少だけでは説明できなくなってきており、最近の研究では、前立腺内の男性ホルモンと女性ホルモンの比率や受容体の変化、前立腺内酵素（５ＡＲ）の変化などとの関連も指摘されてきています。

さらに男性ホルモン（テストステロン）の効果によりα１－アドレナリン作動性受容体活性やホスホジエステラーゼ５型活性、Ｒｈｏ－キナーゼ活性化、エンドセリン活性が起こることもわかってきています。

前立腺肥大症は、以下の３段階で進行します。

第１期…膀胱刺激期

まだそれほど尿道が圧迫されていない段階で、トイレへ行けば膀胱は空《から》になります。しかし、肥大した前立腺が膀胱や尿道括約《かつやく》筋を刺激することで、頻尿の症状が現れるようになります。

第2期…残尿発生期

尿道が圧迫されて尿が出にくくなり、残尿感が生じるようになります。尿が出きらなければ膀胱に尿が残るため、トイレへ行く回数が増えます。第2期の症状が進むと、急に尿が出なくなる「急性尿閉」や「尿路感染症」を引き起こすこともあります。

第3期…慢性尿閉期

肥大が進行して慢性的に尿が出づらくなると、「尿閉」という恐ろしい状態になります。尿をなかなか体の外に出せないのですから、膀胱はパンパンの状態が続き、伸び縮みするのも難しくなります。

そして、膀胱にたまりにたまった尿が、圧迫された尿道から滴り落ちてきます。これが溢流性《いつりゅうせい》尿失禁で、第3期の代表的な症状です。

前立腺肥大症が第3期まで進行すると、尿をつくる腎臓《じんぞう》にまで影響を与えるようになります。なぜなら、腎臓は、尿が排出される、されないにかかわらず、血液のろ過作業を行っているからです。

尿の行き場がなくなり、腎臓に尿が逆流して機能不全に陥るのが、水腎症による腎不全（腎後性腎不全）です。

男性にとっては怖い病気である前立腺肥大ですが、残念ながら排尿の健康診断はありません。さらには、前立腺が大きくなっているかどうかを目で確認することもできません。

トイレに行く回数が増えた、残尿感がある、夜中にトイレで起きることがあるなどという人は、泌尿器科を受診してみてください。治療や生活習慣の改善で、進行を抑えることは可能です。

ちなみに薬剤以外の薬用成分として注目されているのは、ノコギリヤシ（セレノアレペンス）です。

有効性は、他の前立腺肥大症薬と比較すると同等または劣りますが、軽度および中等度の下部尿路症状（ＬＵＴＳ）である夜間頻尿、不快感の治療においてプラセボよりも明らかに高いことが報告されています。

前立腺が大きくなって尿道を圧迫する「前立腺肥大症」

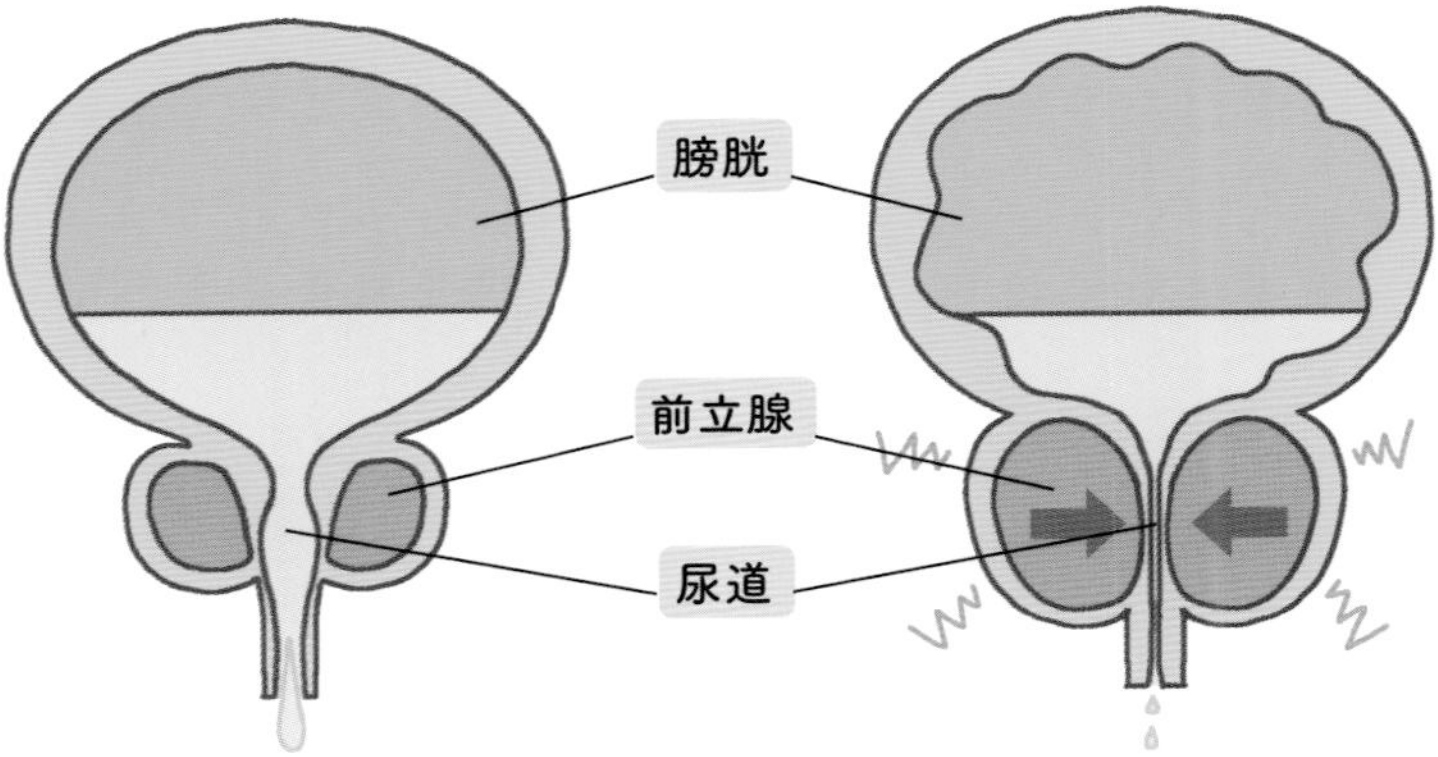

前立腺肥大症の患者は65歳以上で激増する

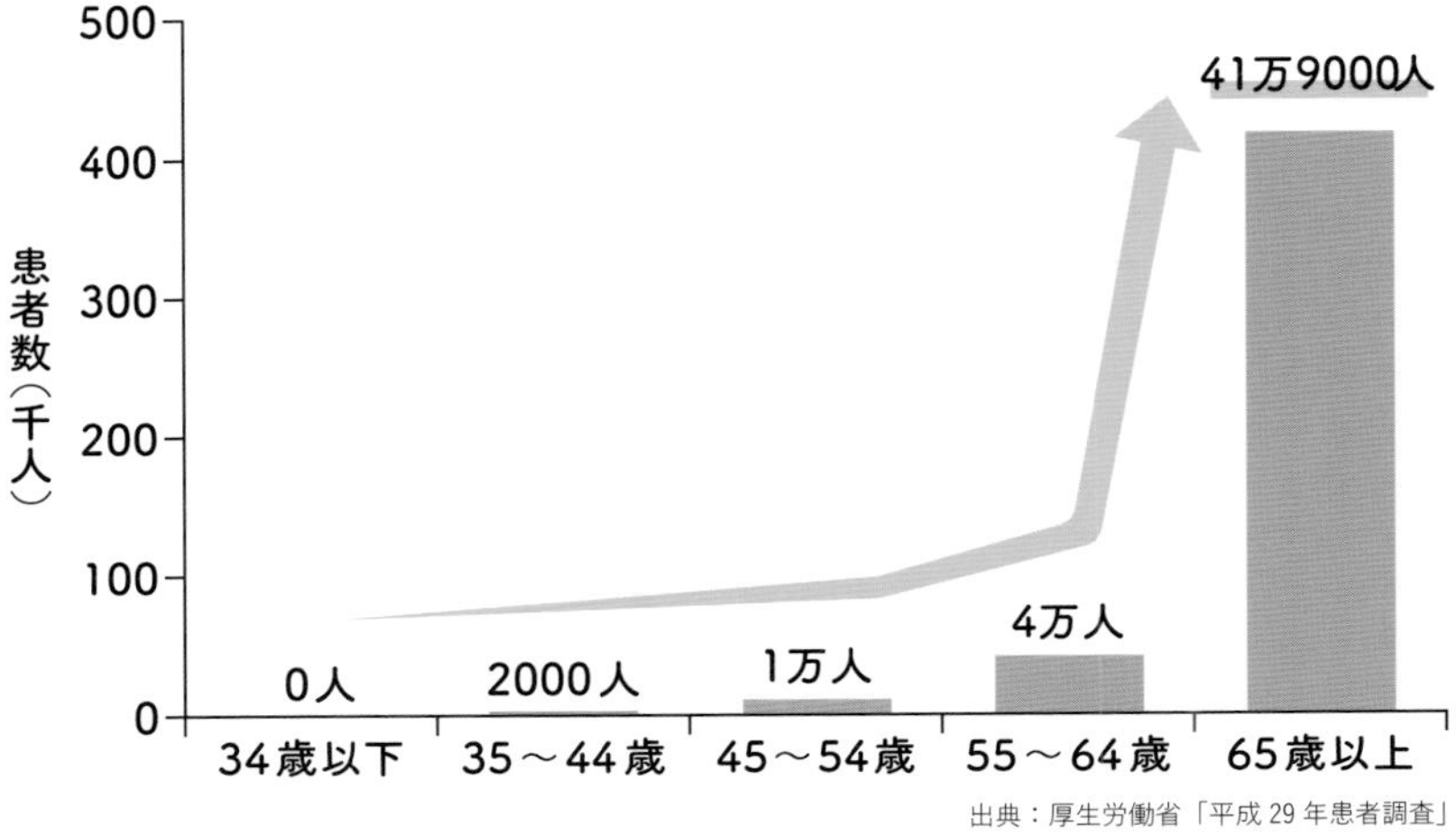

出典：厚生労働省「平成29年患者調査」

加齢とともに夜中のおしっこの量が増えるのはなぜ？

おしっこの3大トラブルの尿もれ、頻尿の大きな原因は、加齢によるおしっこを出すしくみの老化、過活動膀胱《ぼうこう》、前立腺《せん》肥大症ですが、最も危険な夜間頻尿に関しては、さらにいくつかの原因が考えられます。夜中にトイレへ行くのは、「年のせい」ではありません。

夜間頻尿の主な原因は、「夜間多尿」「膀胱蓄尿障害」「睡眠障害」と考えられています。一つひとつ解説していくことにしましょう。まず、夜間多尿です。

夜間多尿とは、夜寝ている間につくられる尿が多い状態のことをいいます。もう少し具体的にいうと、**1日につくられる尿量のうち、夜間につくられる尿量が33％を超えると夜間多尿**とされます。

ちなみに、中高年以下の方は20％を超えると夜間多尿です。

1日のおしっこの量をチェックしよう
～簡易排尿記録～

月　　日（　）

就寝時から翌日の就寝前までの1日分を記入してください。

	排尿時刻	排尿量（mL）
就寝▶ 1	：	
2	：	
3	：	
4	：	
5	：	
起床▶ 1	：	
2	：	
3	：	
4	：	
5	：	
6	：	
7	：	
8	：	
9	：	
10	：	

● 水分摂取状況

水分摂取量（mL）
例：コーヒー1杯（120mL） 水のペットボトル（500mL）

● 朝起きてから就寝するまでにトイレに行った回数

□回

● 就寝後、夜中に起きてトイレに行った回数

□回

※排尿量は、100円ショップなどで売っている取っ手付き計量カップを利用すると便利です。

自分が寝ている間にどれくらいの尿をつくっているのかを調べるには、右のような排尿記録をつけてみることです。

夜間頻尿で病院を訪れる患者さんに排尿記録を付けてもらうと、夜間に1日の尿量の50％以上をつくる人がたくさんいます。

仮に1日の尿量が1・5Lだとしたら、夜間多尿とされる33％だと500mLです。膀胱が尿意を感じるのが150〜200mLくらいですから、夜中に2〜3回はトイレに行かなければいけない計算になります。患者さんのなかには夜間に60％以上をつくる方もいて、夜間に1L以上の排尿をしていることもあります。

夜間に昼間より尿を多くつくってしまうのは、就寝時の水分バランスです。**就寝前に体内の水分が多いと、それだけ尿をつくる**ことになります。

まず、水分の摂り過ぎです。夜間頻尿を改善するための水の飲み方については第3章でくわしく解説しますが、寝る前の水分バランスを整えることで夜中にトイレへ行く回数を減らすことができます。

次に、**加齢による筋肉の老化**です。運動不足が重なると、さらに夜間につくられる尿が増えることになります。

膀胱の筋肉のところで話したように、私たちの筋肉量は加齢とともに低下してきます。運動習慣がなければ、そのスピードは加速します。筋肉が衰えると、心臓に血液を押し戻すふくらはぎのポンプ機能が低下し、運動習慣がないと筋肉活動が少なくなるため、さらに循環が悪くなります。

そうなると、日中に下半身に水分がたまりやすくなります。それが、夕方になると足がむくむ原因です。

そして、寝るときに横になると重力の影響が減って足にたまっていた水分が血管に戻り、さらに、血管内に増えた水分が心臓にある心臓ナトリウムペプチドが心臓の動きを刺激して血液を腎臓へ多く供給し、増えた水分を外に出すために尿がつくられます。これが、筋肉の減少による夜間多尿のメカニズムです。

みなさんは、夜にむくんでいた足が、朝起きるとむくみが消えていたという経験はありませんか？　それは、むくみの原因だった水分が、夜中に尿としてつくられたということです。

むくみが消えたのはうれしいでしょうが、夜間多尿のサインだと思ってください。

夜間につくられる尿が増えると朝の尿の色が薄くなる

加齢とともに夜中につくられる尿が増える理由はまだあります。1つは、**抗利尿ホルモン（バソプレシン）の分泌《ぶんぴつ》量の減少**です。

バソプレシンとは、体の水分量を調節するために腎臓に働きかけ、水の再吸収を促すホルモンです。分泌量は日内変動していて、通常は日中に少なく、夜間に多く分泌されます。つまり、**バソプレシンが夜中にしっかり分泌されると、日中ほど尿をつくらない**ということです。

夜中につくられる尿が減れば、トイレへ行かなくても朝を迎えられます。若いころに夜中にトイレへ行くことがほとんどないのは、バソプレシンが正常に働いてくれているからでもあるのです。

朝の起き抜けの尿の色が濃いのは、バソプレシンに**よって水分量が減り**、**尿の成分に占める水分の割合が小さくなっているから**です。ちなみに通常の尿は、90％が水分といわれています。

しかし、バソプレシンは加齢とともに分泌量が減るだけでなく、1日を通して分泌量に大きな変化がなくなるといわれています。そのため、年を取ると、夜中につくられる尿が増えるのです。

もう1つは、高血圧です。

加齢によって血管の弾力性がなくなると、血管壁にかかる収縮期圧力が高くなります。高血圧には体内に塩分をためこみやすいタイプとそうでないタイプがありますが、日本人に多いのはためこみやすいタイプです。

ためこんだ塩分は血液中の塩分濃度を一定に保つために尿として体の外に排出されますが、高血圧になると日中の尿だけでは排出できなくなります。また、加齢によりカテコラミン分泌が上昇し高血圧になると、腎臓への血液の量が増えます。そのため、夜間にも尿をせっせとつくる必要が出てくるのです。

さらに、高血圧の治療としてよく使われる「カルシウム拮抗薬《きっこう》」という種類の薬は、夜間多尿を引き起こすことがあるといわれています。

睡眠の質が悪くなると膀胱が敏感に反応するようになる

夜間頻尿の原因である膀胱《ぼうこう》蓄尿障害とは、膀胱に尿がためられないために夜中にトイレに行ってしまうということです。これは、尿もれや頻尿の原因でもある、膀胱の老化、過活動膀胱、前立腺《せん》肥大症から引き起こされると考えられています。

そして、3つめの原因が、睡眠障害です。

睡眠の質が悪くなるから夜中にトイレに行く回数が増えるのか、夜中にトイレに行く回数が増えるから睡眠の質が悪くなるのかは個人差がありますが、いずれが先だったとしても、夜間頻尿と睡眠障害は健康を損なう引き金になります。

健康な方でも、年を取ると睡眠が浅くなり、中途覚醒《かくせい》（夜中に目が覚める）や早朝覚醒（起きたい時間より早く起きてしまう）が増えるといわれます。浅い睡眠が夜間頻尿につながるのは、**目が覚めると膀胱が敏感に反応する**ようになるからです。難しい言葉を使うなら、「尿意の閾値《いきち》が下がる」となります。つまり、膀胱に尿がちょっとたまっただけでトイレへ行きたくなるのです。

夜中に何度もトイレへ行くことで、夜中に何度も目が覚めるようになったり、眠れなくなったりすると、さらに夜間頻尿に悪い影響を与えます。

なぜなら、私たちの体の機能を維持するための各種ホルモン分泌《ぶんぴつ》の日内リズムである「サーカディアンリズム」が乱れてくるからです。**サーカディアンリズムが乱れると、必要なときに必要なホルモンを分泌できなくなります。**

例えば、夜中につくられる尿を減らすバソプレシンが夜になっても分泌量が増えないと、尿が日中と同じようにつくられます。また、夜中に目が覚めて筋肉をつくるために必要なテストステロン（男性ホルモン）、成長ホルモンやＩＧＦホルモンの分泌量が減ると加齢による筋肉量の減少を加速させ、コルチゾールの分泌が増加すると筋肉が消費されます。いずれも夜間多尿を引き起こすことになります。

睡眠障害が続くとたくさんの尿がつくられるうえに膀胱が敏感になるのですから、夜中のトイレが増えるのは必然なのです。

夜、2回以上トイレに行く人は死亡率が2倍になる

夜中にトイレに行くのは「年だからしかたがない」と、半ばあきらめている方もいますが、放っておくと体をどんどん衰えさせることになります。

スウェーデンで行われたある実験によると、**夜間に3回以上トイレに起きる人は、2回以下の人の2倍も死亡率が高い**というデータが示されました。国内の研究でも、**夜間に2回以上トイレに起きる人は、1回以下の人と比べて死亡率が1・98倍**になるという報告があります。

夜間頻尿そのものが命にかかわるというわけではありません。夜中にトイレに行く生活が体を弱らせる引き金になり、夜間頻尿は体が弱ってきているサインでもあるのです。

先ほども話しましたが、夜間頻尿が慢性化すると、睡眠の質が悪くなります。夜中

に3回も4回もトイレへ行けば、すぐに寝つけたとしても、十分な量と質のいい睡眠がとれなくなります。日中の意欲や集中力が低下し、疲れが取れにくくなり、イライラしやすくなります。昼間に眠くなることもあります。

夜にうまく眠れずに昼夜が逆転するような生活になると、サーカディアンリズムが乱れ、ホルモンバランスまでくずれます。

私（斎藤）は、外来の患者さんに「夢を見ますか?」という質問をよくしますが、「よく見る」と答えた方は眠りが浅くなっている可能性があります。

夜間頻尿には、高齢者ならではのリスクもあります。それは、転倒・骨折です。夜間にトイレに起きると、足元がふらついたり、足元が暗くて見えづらかったりして転倒するリスクが高まります。

アメリカの研究機関によると、**夜間に3回以上トイレに起きる人は転倒リスクが1・28倍になる**という報告もあります。

高齢者にとって転倒は骨折リスクが高く、転倒・骨折は介護が必要になる原因の上位にランキングされるので注意が必要です。

おしっこのトラブルは健康寿命を縮める

日本人の健康寿命（介護の世話にならずに自力で生活できる寿命）は、令和元年のデータによると男性72・68歳、女性75・38歳。平均寿命と比べると、男性8・73年、女性12・07年の差があります。つまり、男性は約9年、女性は約12年も介護の世話になる期間があるということです。

「人生100年時代」はうれしいことですが、長生きしても元気でなければ人生を楽しめません。そのためには、夜間頻尿の症状が現れるようになったら、その原因となっている老化現象を食い止めたり、過活動膀胱《ぼうこう》や前立腺《せん》肥大症などの病気があるなら治療を始めたりすることが重要です。

夜間にトイレへ行くことはないという方も、尿もれや頻尿の症状がある人は、夜間頻尿と原因が重なることがあります。夜間頻尿につながらないように、今の時点から生活を改めましょう。その方法については第2章から解説しますが、夜間頻尿になると、肉体的にも、精神的にもどんどん弱っていきます。

加齢とともに筋力や身体機能が低下している状態をいう「サルコペニア」、心身ともに衰えている状態をいう「フレイル」。いずれも夜間頻尿とは無関係のように思えるかもしれませんが、私（斎藤）が12年間の在宅医療に携わった経験からいわせていただくと、深く関連しているといえます。

なぜなら、夜間頻尿は睡眠障害につながり、サーカディアンリズムを乱し、筋肉の衰えにつながるからです。また、介護が必要になる原因の1位である脳血管障害の一因にもなります。

夜間頻尿で日中の活動量が減ったり、尿もれや頻尿が気になって外出するのがおっくうになったりして社会活動が少なくなれば、認知症につながることもあります。

健康で長生きしたいなら、おしっこのトラブルを放っておかないこと。特に夜間頻尿には要注意なのです。

第2章

専門医が教える頻尿・尿もれを改善する食べ方

食習慣を改めるだけで夜のトイレが3回から2回に減る

尿もれ、頻尿、夜間頻尿というおしっこの3大トラブルは、「年のせいだからしかたがない」と放っておくと、健康寿命を縮めることになります。過活動膀胱《ぼうこう》や前立腺《せん》肥大症といった病気は専門医の適切な治療が必要になりますが、実は、生活習慣を改めることで症状を改善したり、再発を予防したりすることは可能です。

ここからは、私（斎藤）がその方法について紹介していくことにしましょう。

第2章は、食習慣です。

おしっこのトラブルの原因とされる**膀胱の老化や筋肉の減少、睡眠障害などは、食事を改めることで進行を遅らせたり、予防したりすることが可能**で、それによっておしっこのトラブルも改善します。

実際、この食事と第3章で紹介する水の飲み方を改めたことで、夜間にトイレに行く回数が3回から2回に減ったという患者さんもいます。

ぐっすり眠って尿意を遠ざけたいなら朝食は必ず摂る

夜中にトイレへ行く回数を減らす食習慣として最初に紹介するのは、睡眠の質をよくする食習慣です。

中途覚醒《かくせい》することなく、ぐっすり眠って夜中の尿意を遠ざけたいなら、朝食は必ず摂るようにしてください。私たちが朝になると目が覚めて、夜になると眠くなるのは、体内時計によって1日のリズムがつくられているからです。このリズムが、サーカディアンリズムです。

サーカディアンリズムが夜中の尿の量をコントロールしていると説明しましたが、睡眠も分泌《ぶんぴつ》されるホルモンによってコントロールされています。そのホルモンが、**睡眠ホルモンとも呼ばれる「メラトニン」**です。

しかし、**メラトニンもバソプレシンと同じように、加齢とともに分泌量が低下する**といわれています。その低下を抑え、夜になるとしっかり分泌するようになるために心がけたいのが、朝食です。

なぜかというと、**朝食を摂ることで、メラトニンをつくるタイマーがセットされる**からです。そして、14～16時間後に「メラトニンをつくりなさい」というスイッチが入ります。つまり、朝7時に起きて朝食を摂ると、夜9時くらいに自然に眠くなるということです。

朝食を摂るさいに、一緒にやってほしいのが、**朝起きたらカーテンを開けて朝の光を浴びる**ことです。

体内時計は平均24時間15分で1日のリズムを刻んでいるため、1日24時間周期に合わせるために毎日リセットする必要があります。リセットする方法が朝の光であり、朝食です。朝の光も浴びず、朝食も摂らなければ、1日のリズムがずれてきて、睡眠や覚醒のタイミングもずれてくることになります。

メラトニンの材料となるのは、アミノ酸の1つであるトリプトファンです。体内時計がリセットされると、トリプトファンから幸せホルモンと呼ばれる「セロトニン」がつくられ、夜になると、そのセロトニンからメラトニンがつくられます。

ぐっすり眠るにはメラトニンの分泌が大事！

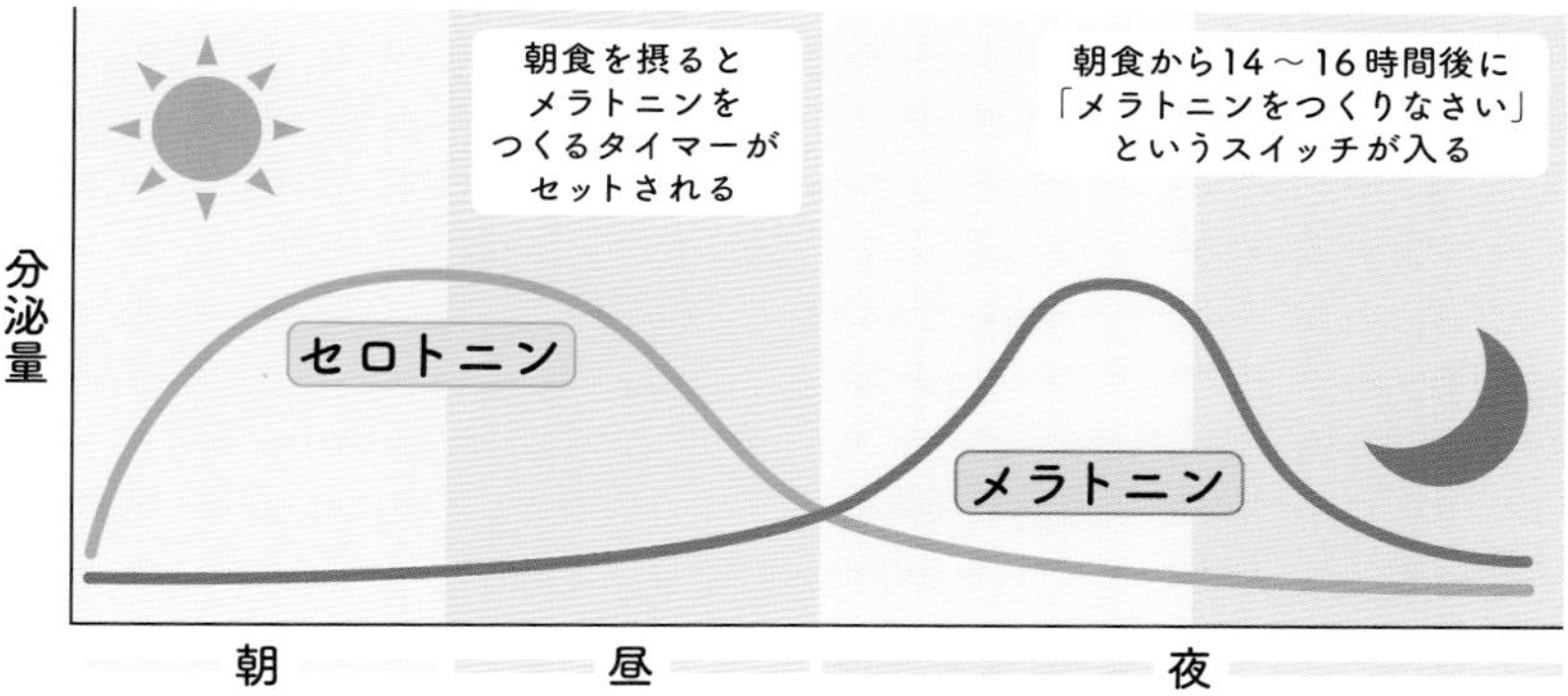
朝食を摂ると
メラトニンを
つくるタイマーが
セットされる
朝食から14～16時間後に
「メラトニンをつくりなさい」
というスイッチが入る
分泌量
セロトニン
メラトニン
朝
昼
夜

ただし、トリプトファンは体内でつくれない成分のため、日々の食事から摂らなければいけません。また、メラトニンをつくるにはビタミンB_6も必要です。

トリプトファンは、肉類や魚類、納豆や豆腐などの豆類、牛乳やチーズなどの乳製品に多く含まれています。ビタミンB_6は赤身の魚やヒレ肉、バナナ、パプリカなどに多く含まれています。

不眠に効果があると紹介されている食べ物には科学的根拠がないものが多く、それらを好んで食べるよりも、夜間頻尿を改善したいなら「朝食を抜かない」を意識することがとても重要です。

男性ホルモン（テストステロン）が減るとトイレが近くなる

おしっこのトラブルの原因の1つは、加齢による膀胱《ぼうこう》の老化です。膀胱の筋肉が衰え、膀胱の血流が悪くなることで、膀胱の機能が低下します。老化現象は誰にでも起こることですが、生活習慣を改めることで進行を遅らせることもまた、誰にでもできることです。

そこで注目したいのが、男性ホルモンである「テストステロン」です。**筋肉づくりに欠かせないテストステロンが少なくなると、それだけ膀胱の筋肉が硬くなりやすくなります。**また、膀胱の動きが鈍ると、血管をやわらかくする一酸化窒《ちっ》素《そ》が減り、さらに膀胱の排尿筋だけでなく尿道括約《かつやく》筋も柔軟性が失われます。

男性ホルモンというと女性には無関係なように思えるかもしれませんが、女性も副《ふく》腎《じん》や卵巣でテストステロンを分泌《ぶんぴつ》しています。その量は、男性の5～10%といわれていますが、女性ホルモン（エストロゲン）と比べると約10倍です。

さらにいえば、エストロゲンの分泌量は閉経後に激減しますが、テストステロンはゆるやかに減少します。閉経後に女性の体内で活躍するのは、実は男性ホルモンのほうなのです。

つまり、男性であっても、女性であっても、テストステロンが加齢とともに減少すると、膀胱が硬くなりやすくなります。逆の見方をすると、テストステロンの減少を抑えられると、やわらかい膀胱を維持できるということです。

筋肉づくりに欠かせないテストステロンが減らなければ、体内の水分をプールしておく筋肉の量の維持も可能です。また、いつまでも元気な筋肉なら、ふくらはぎのポンプ機能を良好に保てるため、夕方に足がむくむことも少なくなります。

臨床の現場では、テストステロンを補充すると、夜中につくられる尿を減らすバソプレシンの分泌が増えることがわかっています。また、バソプレシンを投与して夜中にトイレに行く回数が減ると、テストステロンの量が増えることもわかっています。

テストステロンの低い人ほど、夜中に何度もトイレに行くことになるのです。

男性のテストステロン分泌量のピークは20～30歳
～男性のテストステロン分泌量の変化～

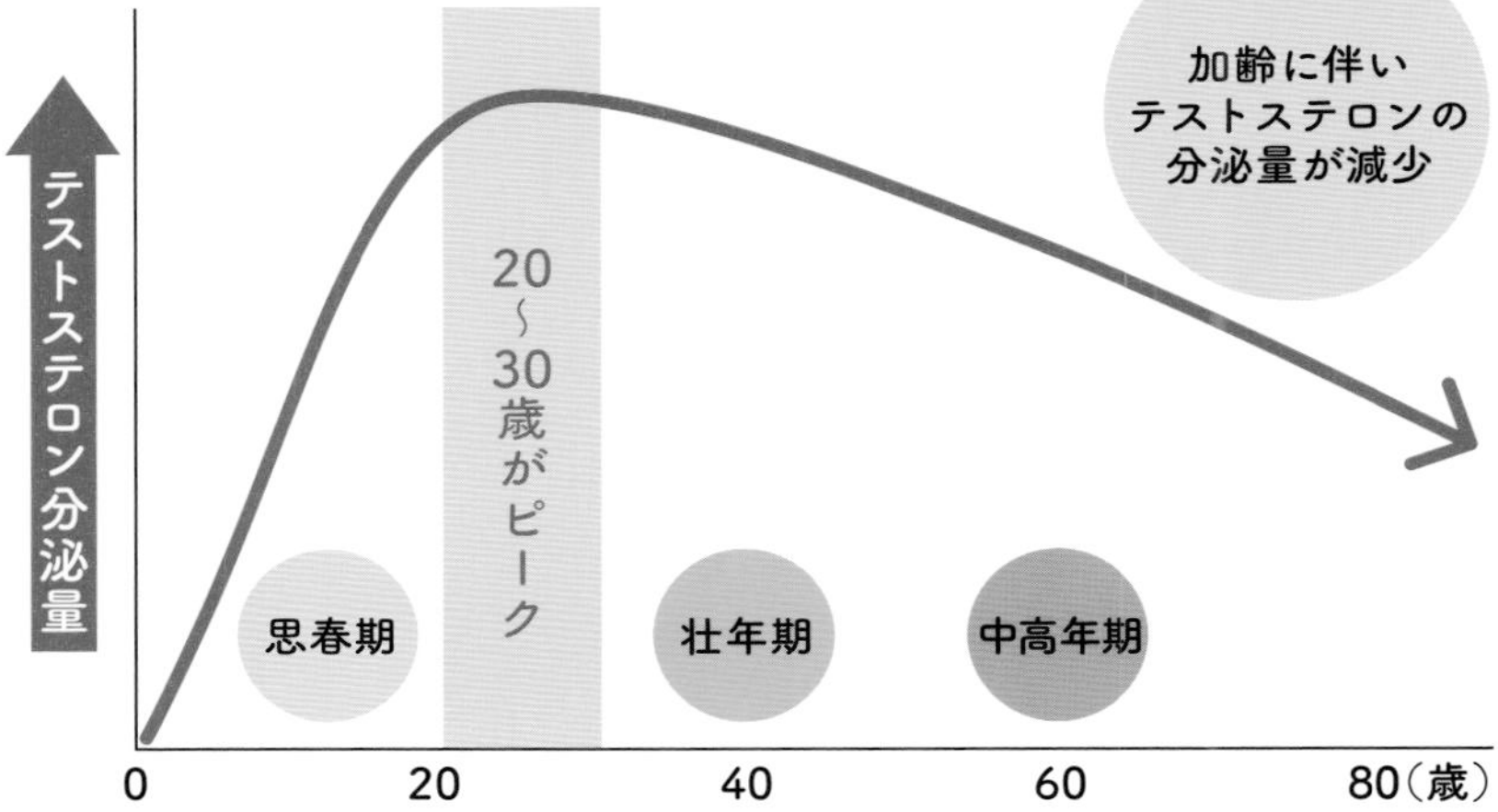

女性のテストステロン分泌量はゆるやかに減少する
～女性の性ホルモン分泌量の変化～

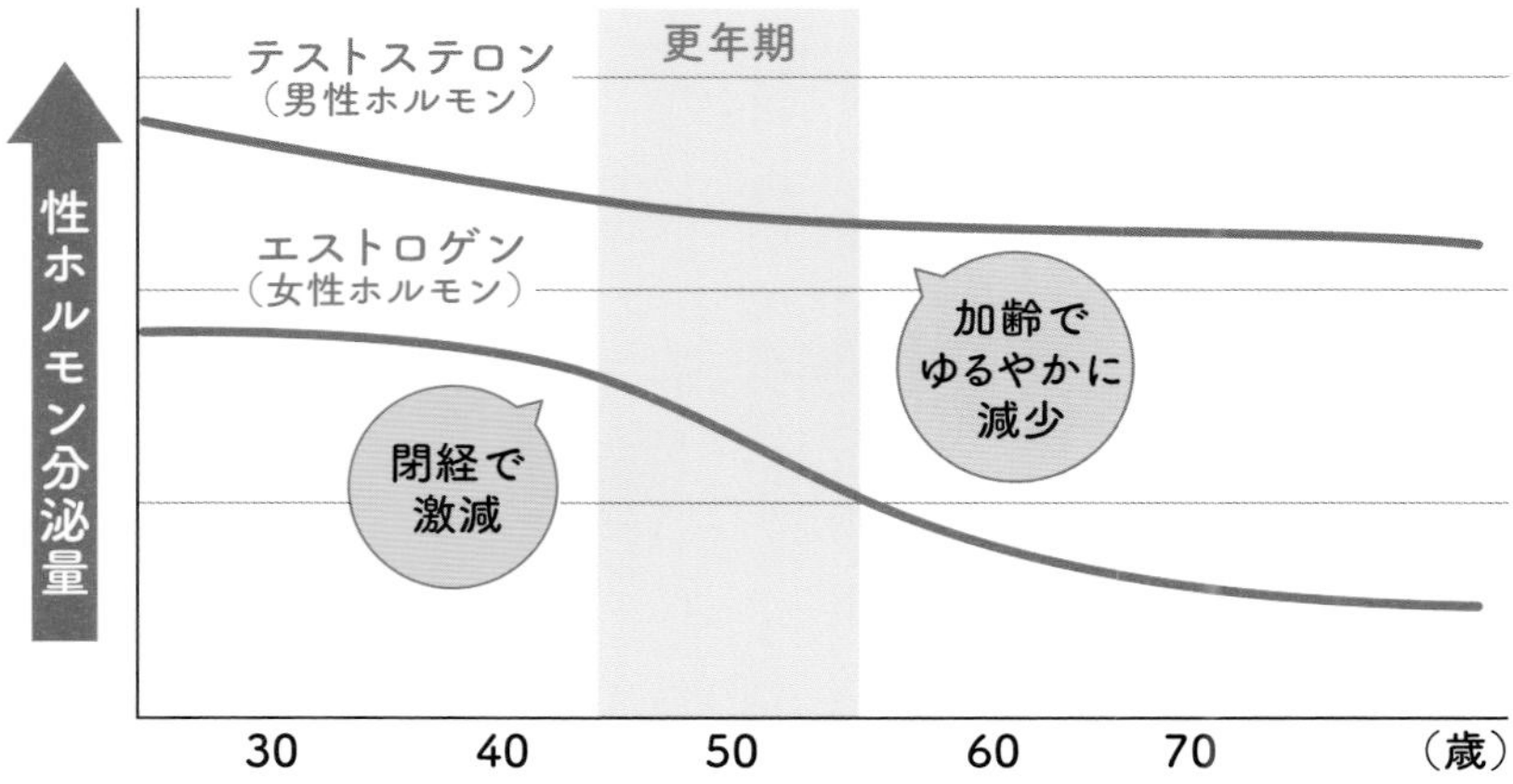

夜のトイレの回数を減らすテストステロンが増える食べ物

それでは、おしっこのトラブルを遠ざけてくれるテストステロンを増やすには、どんな食べ物を食べるといいのでしょうか。

テストステロンの分泌《ぶんぴつ》を促進する栄養素は、たんぱく質、亜鉛、ビタミンDです。

筋肉づくりに欠かせない動物性たんぱく質は、テストステロンを増やすためにも重要な栄養素です。おすすめの食べ物は、**鶏ささみ、牛もも肉などの肉類、サーモンやマグロなどの魚類、そして卵**です。

ミネラルの一種である亜鉛にも、テストステロンを増やす作用があるといわれています。亜鉛を多く含む食べ物は、**牡蛎《かき》、ホタテ、うなぎなどの魚介類、アーモンドやカシューナッツなどのナッツ類**です。

ただし、亜鉛は一度にたくさん摂っても吸収率は20〜40％で、残りは体の外に排出されます。

また、体内でつくることはできない必須《ひっす》成分のため、なくなったら補充する必要があります。こまめに摂ることを意識しましょう。

ビタミンDには、テストステロン合成酵素を活性化させる作用があります。ビタミンDが多く含まれる食べ物は、**サケやサンマ、ブリなどの魚類**です。きのこ類や肉類にも含まれますが、それほど多くは摂れません。

それよりもおすすめは、日光浴です。**ビタミンDは、太陽光線を浴びると体内で生成されます。**季節や場所、時間帯などによって必要な時間は異なりますが、1日20〜30分くらいの日光浴で十分です。

また、日光浴そのものが、テストステロンを増やす効果があるという研究報告もあります。散歩のついでに太陽を浴びるだけで、おしっこのトラブルを遠ざけることができるのです。

テストステロンが枯渇する極端な糖質制限と肉メインの食事

テストステロンを増やすための食事で気をつけたいポイントが2つあります。

1つは、極端な糖質制限です。

健康のために糖質を減らした食生活を心がけている方がいると思います。確かに、主食であるお米やパン、それから甘い物を控えた食生活にすると糖尿病を予防することができますし、太らない体を手に入れることもできます。

ただし、効果を得たいために極端に糖質を減らすと、テストステロンには逆効果。なぜなら、**テストステロンの分泌《ぶんぴつ》に糖質は不可欠**だからです。糖質制限に効果があるからといって、**糖質を減らせば減らすほどテストステロンが分泌されなくなり、おしっこのトラブルに悩まされるリスクが高くなります。**

もう1つは、肉メインの食事です。

糖質制限をしている方には、糖質を減らす分、肉を多く食べる人が多いようです。筋肉といえば肉のイメージですし、実際、テストステロンを増やすには、肉に含まれるたんぱく質は重要な栄養素です。

しかし、糖質制限と同じように、極端な肉中心の食事も体にはよくありません。というのは、肉を摂り過ぎると腎臓《じんぞう》に負担をかけることになるからです。

私たちの体は、弱アルカリ性が健康な状態とされ、酸性に傾かないように常にコントロールされています。そのため、酸性の食べ物が体に多く取り込まれると、外に出したり、中和したりして、バランスを整えています。

その役割を果たしているのが腎臓です。そして、酸性の食べ物の代表が肉です。つまり、**肉を食べれば食べるほど、腎臓を酷使することになる**のです。

テストステロンを減らさないようにするには肉も大切ですが、ほとんどがアルカリ性食品である野菜もしっかり摂ること。そして、糖質も適度に摂ることです。また、食べ物に含まれる酸性物質を効果的に排出するには、1日1・5～2Lの水分もきちんと摂るように心がけましょう。

膀胱の柔軟性がよみがえる「アルギニン」と「シトルリン」

おしっこのトラブルの原因の1つは、膀胱《ぼうこう》の老化現象で柔軟性がなくなることです。要因と考えられるのは、加齢とともに筋肉が衰えることと、血管が硬くなりしなやかさが失われることです。

血管の老化を食い止めるカギとなるのが、テストステロンの項でふれた一酸化窒素《ちっそ》（NO）です。米国カリフォルニア大学ロサンゼルス校（UCLA）医学部薬理学教授のルイス・J・イグナロ博士らの研究によって、**血管内で発生する一酸化窒素は、筋肉をゆるめ、血管を拡張する**ことがわかりました。

一酸化窒素が増えるタイミングは、血流が加速するときです。つまり、**排尿筋がゆるんだり、収縮したりするときに一酸化窒素が発生する**ということです。そういう意味では、テストステロンの減少を抑えて筋肉の老化を防ぐことは、膀胱の血管をしなやかに維持するためにもすごく重要です。

この一酸化窒素をつくるために必要なのが、アミノ酸の1つである「アルギニン」です。アルギニンが血管の内側にある血管内皮細胞に入るとNO合成酵素と反応して、「シトルリン」というアミノ酸に変換されます。

このプロセスで、一酸化窒素がつくられます。変換されたシトルリンは再びアルギニンに変換されて再利用されることもわかっています。

アルギニンが多く含まれる食べ物は、**鶏むね肉や豚ヒレ肉などの肉類、エビやホタテなどの魚介類、豆腐や納豆などの豆類、ゴマやアーモンドなどの種子類**になります。多くのたんぱく質に含まれているため、極端に偏った食事にならなければ、いつもの食事で十分に摂れると思います。

再変換されるシトルリンを摂ることも有効です。

多く含まれる食べ物は、**スイカ、メロン、冬瓜などのウリ科の植物です。**なかでも、**スイカは「シトルリンの王様」**と呼ばれるほど、シトルリンが豊富に含まれています。

抗酸化作用のある食べ物で膀胱の血管をサビから守る

膀胱《ぼうこう》の柔軟性を維持するために必要な**一酸化窒素《ちっそ》の生成を妨げるのが、酸化ストレス**です。

酸化ストレスとは、体内でエネルギー代謝が行われるたびに生まれる活性酸素を処理できなくなって、細胞が酸化することです。金属の表面に酸素が作用してできる酸化物を「サビ」といいますが、私たちの体の細胞も「サビる」のです。細胞がサビて死滅すれば、その細胞がある部位は機能不全に陥ります。

つまり、アルギニンやシトルリンを摂っていたとしても、膀胱の血管の細胞がサビてくると、一酸化窒素を十分につくれなくなるのです。

サビは、膀胱だけの問題ではありません。**膀胱の細胞がサビてきているということは、体のあちこちもサビてきているということ**ですから、影響はおしっこのトラブルだけに終わらないということです。夜間にトイレへ行く回数が増えると死亡率が上がるという話をしましたが、**夜間頻尿は細胞がサビてきているサインでもあるのです。**

この酸化ストレスから細胞を守ってくれるのが、**抗酸化作用のある食べ物です。**

例えば、**ビタミンCやカロテノイドが含まれている緑黄色野菜やフルーツ、ビタミンEが含まれるナッツ類、ポリフェノール類が含まれる赤ワインや緑茶、ミネラル類が豊富な海藻や魚など、**抗酸化成分はいろいろな食べ物に含まれています。

もともと私たちの体には、活性酸素を無毒化するシステムが備わっていますが、大量に活性酸素が発生すると対応できなくなりますし、加齢とともにシステムそのものも劣化してきます。

だからこそ、意識して抗酸化作用のある食べ物を摂る必要があるのです。特に、おしっこのトラブルに悩まされている方は、すでに体が活性酸素に攻撃されてサビてきている可能性があります。

そのサインを見逃さないことです。

膀胱の血管をサビから守りましょう。

膀胱の粘膜を刺激するトウガラシやレモンは要注意！

過活動膀胱《ぼうこう》で尿もれや頻尿の症状が現れている方に注意してほしいのが、刺激のある食べ物です。

袋状になっている膀胱は、内側から粘膜、筋肉（排尿筋）、脂肪層という三層構造になっています。**過活動膀胱になると、最も内側にある粘膜が過敏になって、尿がそれほどたまっていなくても、ちょっとした刺激で尿意を感じることがあります。**

例えば、トウガラシやワサビなどの香辛料、レモンやグレープフルーツ、オレンジなどの柑橘《かんきつ》類、酢の物、チラミンという成分が含まれるチーズやチョコレート、アスパルテームなどの人工甘味料、炭酸飲料、さらにうまみ調味料に含まれるグルタミン酸などが膀胱の粘膜を刺激するといわれます。ただし、尿意を感じるかどうかは個人差があるので、食べて尿意を感じないようであれば、控える必要はありません。

塩分を摂ると尿が増えると思っていませんか？

塩辛いものを食べると、のどが渇いて水分を摂りたくなります。摂取する水分量が増えると尿量も増えます。特に、寝る前に大量に摂ると夜間多尿につながることもあります。このことから、**夜間頻尿を遠ざけるために塩分を控えたほうがいいと思っている方が多い**ようです。

長崎大学病院泌尿器科・腎《じん》移植外科の松尾朋博《まつおともひろ》助教らの研究によると、塩分の摂取量が増えると、特に夜間の排尿回数や量が増えたという報告がありました。

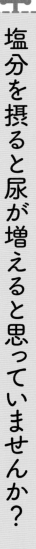

研究では、高塩分グループ（平均11・4g）と低塩分グループ（7・3g）という2つのグループに分け、夜間頻尿との関係を調べました。ちなみに、厚生労働省による1日の塩分摂取量の目安は、男性8g、女性7gです。

結果、高塩分グループのほうが排尿回数も量も昼夜問わず多く、1日の総尿量に占める夜間尿量の割合も高かったといいます。また、この研究では、塩分量を減らすと、夜中のトイレの回数が2・3回から1・4回と約4割減ったという報告もあります。ただし、高塩分グループの摂取量を見るとわかるように、これは塩分の摂り過ぎによる現象です。低塩分グループの摂取量は、厚生労働省が推奨する摂取量の目安とほぼ同量のため、摂り過ぎなければよいと判断することもできます。

そもそも、**塩分を摂ったからといって尿が増えるわけではありません。**なぜなら、人間の体は、体内の塩分量が多くなると、腎臓からバソプレシンが分泌《ぶんぴつ》されてナトリウムだけを排出するからです。私たちの体には一定の水分を保持するシステムが備わっているのです。

逆に塩分を控えたほうがいいと勘違いして、減塩のやり過ぎは要注意です。塩分を控え過ぎて「低ナトリウム血症」と診断されると、夜間頻尿の治療として行われるバソプレシンの補充ができなくなります。バソプレシンが補充されると体内のナトリウム濃度が薄まるため、すでに濃度が薄い状態の低ナトリウム血症では、効くのはわかっていても使えないのです。つまり、**塩分は摂り過ぎても、控え過ぎても、夜間頻尿にはよくない**と覚えておいてください。

塩分を摂り過ぎない食べ方の裏ワザ

おしっこのトラブルを抱えている人は、塩分の摂り過ぎも控え過ぎもよくありません。ただし、日本人の塩分の平均摂取量は男性が10・9g、女性が9・3gという数字からわかるように、国が推奨する塩分摂取量より男性は2・9g、女性は2・3gオーバーしています。

つまり、私たちは少し塩分を控えたほうがいいということです。

それでは、どうやったら毎日の食事から塩分を減らせるのでしょうか。

減塩を心がけて薄味にしている方であっても、**主観的な減塩の意識では、必ずしも減塩につながらない**という報告があります。

家で料理をつくることが多い人に覚えてほしいのは、よく使う調味料に含まれる塩分量です。**目分量での味つけをやめて、計量スプーンなどで量を計って使う**ことを心

覚えておきたい。調味料に含まれる塩分1gの目安

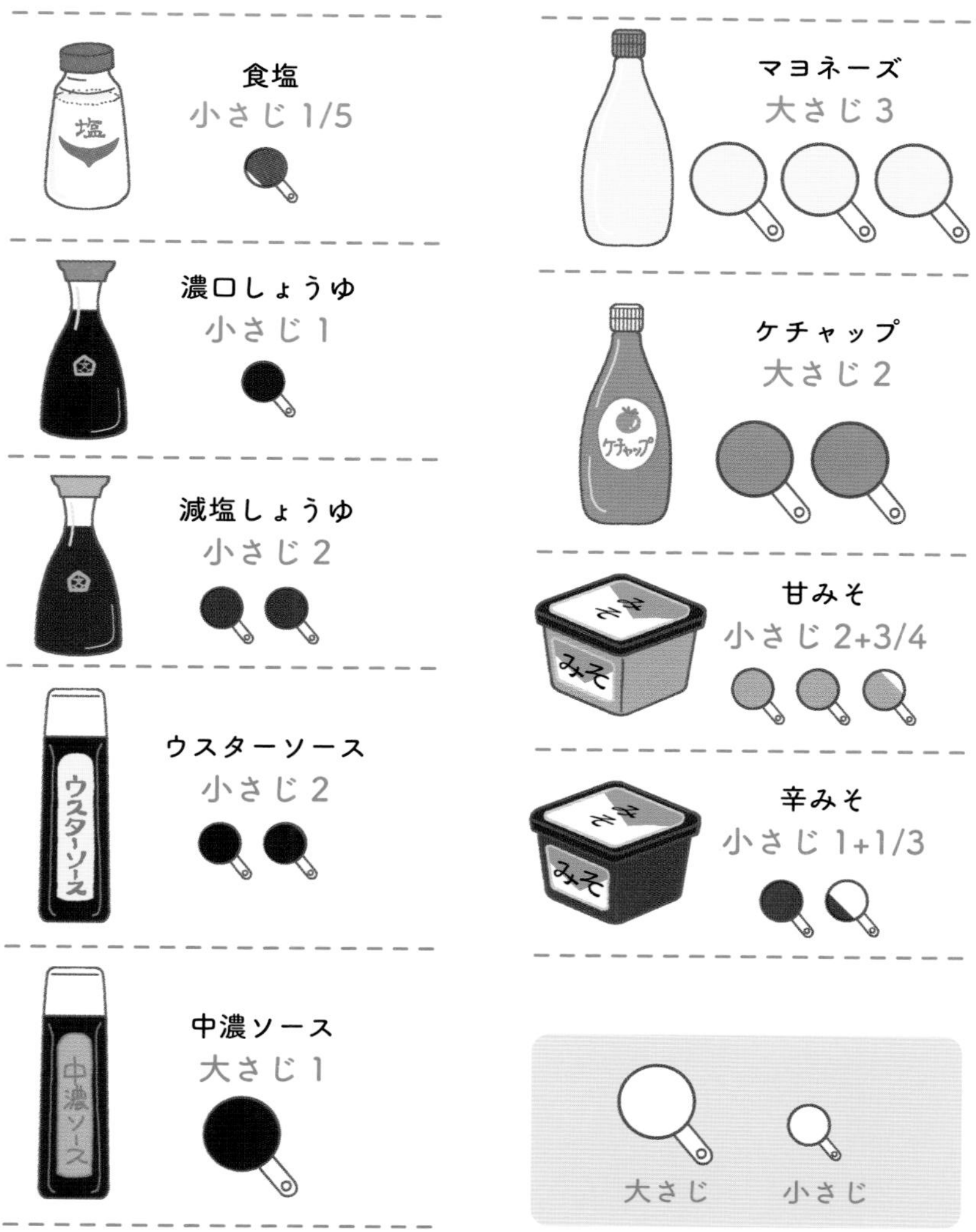

※文部科学省「食品成分データベース」より作成

がけると、塩分を減らすことへの意識づけができます。

料理をつくるときに、控えると味が薄くなるため、つい塩分多めになるという方が多いようですが、その対策をいくつか紹介しましょう。

1つは、**だしのうまみや柚子やカボスなどの柑橘《かんきつ》類の酸味、スパイスなどをうまく活用すること**です。薄味を忘れるほど満足できる料理になります。

もう1つは、どうしても塩味がほしいときは、**たれやしょうゆ、塩などは下味で使うのではなく、表面につけて食べること**です。人間の味覚は、食品の表面についている味に反応しやすいため、少量の塩分で塩味を感じることができます。

そして、最後の対策は、**食卓に調味料を置かないこと**です。食卓にしょうゆや塩、ソースなどを置いている方もいますが、あるとつい使ってしまうことがあります。調味料が目に入らなければ、使うことは少なくなるはずです。

少しだけ塩分を控えるようになると、夜間頻尿を改善できるだけでなく、高血圧の予防にもつながります。

太るほど、トイレがどんどん近くなる

あらゆる生活習慣病の入り口といわれる「肥満」。太っていることは、おしっこのトラブルにもさまざまな悪影響を与えます。

まず、**太ると膀胱《ぼうこう》の柔軟性がなくなります。**

要因の1つは、**太ると血管をサビつかせる活性酸素の量が増える**からです。

太っている人は、ふつうの体形の人より食べます。食べるとそれだけ代謝活動が活発になるため、活性酸素の発生量も多くなります。結果、処理できなくなって、膀胱の細胞をサビつかせてしまうのです。

もう1つは、**テストステロンの量が減少する**からです。

テストステロンの量は筋肉の量に比例しますが、太っている人はふつうの人より、脂肪が多く筋肉が少なめです。そのため、テストステロンの分泌《ぶんぴつ》量が少なく、膀胱の柔軟性が低下するリスクが高いのです。

肥満がおしっこのトラブルに与える影響はまだまだあります。

過剰なインスリンの分泌に交感神経が刺激され、尿意を感じやすくなります。
インスリンとは、糖質を細胞のエネルギー源として取り込むために働くホルモンですが、肥満が進行すると効率的に利用できなくなります。それが「インスリン抵抗性」という状態です。

それでも、太っている人は糖質をたくさん摂るため、なんとか糖質を処理しようと効率が悪くなっているにもかかわらずどんどんインスリンを分泌します。それが、膀胱を収縮させる交感神経を刺激するのです。

また、**脂肪細胞に含まれる炎症物質である「サイトカイン」が増え過ぎて酸化ストレスが強まり、一酸化窒素《ちっそ》が減少して膀胱の柔軟性が失われます。**膀胱が硬くなると頻尿になるのは、これまで話したとおりです。

太っているとおしっこのトラブルを抱えるのは、構造的な問題もあります。内臓脂肪がつくことで膀胱や尿道が圧迫されると、尿意を抑えられなくなることがあります。

さらに、筋肉量が減って脂肪が増える「サルコペニック肥満」になると脂肪に水分がたまるようになり、その水分が寝るときに横になると重力の関係で血管内に戻り、夜間多尿につながります。

太らない食事法としてのおすすめは、ゆるやかな糖質制限です。ダイエットのための食事法はさまざまありますが、最も効果が高いといわれているのが、日々の食生活で摂る糖質を少なめにすることです。なぜなら、糖質こそ太る原因だからです。

糖質とは、炭水化物に含まれている栄養素で、私たちの主食である白米やパン、好んで食べるうどんやラーメン、パスタなどの麺《めん》類、そしてついつい食べてしまう甘いデザートなどに多く含まれています。

糖質を摂ると太るのは、インスリンによって細胞のエネルギー源として取り込まれた残りの糖質が、脂肪細胞に放り込まれるからです。つまり、**大量に糖質を摂ると、それだけ脂肪細胞に蓄積されていく**ことになるのです。

ただし、先ほどテストステロンの項で話したように、やせるからといって極端に糖質を制限するとおしっこのトラブルを招くことになります。太っている人は、まずは、いつも食べているごはんの量を少し減らす。そこから始めてみましょう。体が慣れてくると、半分くらいでもおなかが満たされるようになります。

便秘も排尿トラブルの元凶に！腸が喜ぶ食べ物の摂り方

肥満によって内臓脂肪がつくと膀胱《ぼうこう》や尿道が圧迫されると話しましたが、同じような状態になるのが、「便秘」です。

便秘によっておなかがふくらんだ状態になると膀胱が圧迫されて、十分に尿がたまらなくても尿意を感じるようになります。また、便秘がひどくなると尿道も圧迫されるようになり、尿がもれやすくなることもあります。

便秘にならないような食事も、おしっこのトラブルを予防する、または改善する食事になります。

２０１９年の国民生活基礎調査によると、便秘を自覚している人は、全体で34・8％、65歳以上になると68・６％です。なんと、65歳以上の方は、３人のうち２人に便秘の症状があるということです。おしっこのトラブルの原因はさまざまですが、あなたの尿もれや頻尿の原因は、もしかすると便秘かもしれません。

便秘を解消するには、腸内環境を整えることです。

いい腸内環境とは、腸内の細菌のバランスが善玉菌30～40％、悪玉菌10％、日和見《ひよりみ》菌50～60％で保たれている状態とされます。このバランスがくずれると、さまざまな病気を引き起こすことになります。便秘もその1つです。

良好な腸内環境を維持するには、善玉菌が減らないように、**善玉菌のエサとなる食物繊維をたっぷり摂ること**です。特に水溶性食物繊維を摂るようにしましょう。水に溶けるとゼリー状になる水溶性食物繊維は、善玉菌のエサになるだけでなく、便にうるおいを与えて排便をスムーズにします。

水溶性食物繊維を多く含む食べ物は、**たまねぎやだいこんなどの野菜類、キウイフルーツやパパイヤなどの果物類、ワカメやコンブなどの海藻類**です。

善玉菌を減らさないようにするには、**善玉菌そのものを摂る**という方法もあります。善玉菌は、**ヨーグルトやみそなどの発酵食品**から摂ることができます。便秘に悩まされることがなくなると、おしっこのトラブルも解消するかもしれません。

前立腺肥大を予防する野菜や豆類、進行を抑えるイソフラボン

男性のおしっこのトラブルの大きな原因である前立腺《せん》肥大症を予防すると期待されているのが、ポリフェノールの一種である「イソフラボン」です。

男性ホルモンには、テストステロン以外に、**テストステロンが酵素によって活性化された活性型男性ホルモン「ジヒドロテストステロン」**があります。前立腺の肥大にはテストステロンが関係しているといわれますが、肥大を加速させるのがジヒドロテストステロンではないかと考えられています。

そのため、**ジヒドロテストステロンは、「悪玉男性ホルモン」**と呼ばれることもあります。

イソフラボンが期待されているのは、テストステロンからジヒドロテストステロンへの変換を妨げたり、ジヒドロテストステロンの前立腺への作用を抑えたりすること

がわかってきたからです。

イソフラボンが多く含まれるのは、大豆を原料とする食べ物です。豆腐、納豆、おから、高野豆腐、きな粉などに含まれます。

イタリアの研究では、**豆類だけでなく、野菜を多く食べていた人は前立腺肥大になりにくい**というデータがあります。その研究では、穀物と肉類を多く食べていた人は、前立腺肥大になりやすいことも報告されています。また、ほかの研究では、**たまねぎとにんにくにも前立腺肥大を抑える効果がある**という報告もあります。

ただし、おしっこのトラブルで専門医を受診して前立腺がんと診断された方は、イソフラボンは逆効果になる可能性があるので注意してください。日本人を対象とした研究で、イソフラボンを多めに摂った人は、前立腺がんの死亡リスクが上がったというデータがあるからです。

イソフラボンを含む食べ物は、あくまでも前立腺肥大を予防する目的で摂るようにしましょう。肥大を抑えられると、おしっこのトラブルから解放されることになります。

頻尿を予防するマグネシウム

膀胱《ぼうこう》の排尿筋、尿道の尿道括約筋《かつやく》など、**おしっこが出るしくみにかかわる筋肉を元気にする成分として働くのが、ミネラルの一種である「マグネシウム」**です。

マグネシウムは、体内に300種以上の酵素を活性化させることで、筋肉の収縮や神経情報の伝達、体温調整などに役立っています。

マグネシウムが不足すると、筋肉に関していえば、収縮や弛緩《しかん》がスムーズに行われなくなり、筋肉のけいれんが起こることもあります。「足がつる」（こむら返り）という症状は、マグネシウム不足が原因の1つといわれます。

マグネシウムが多く含まれる食べ物は、**銀杏《ぎんなん》と山いも**です。特に**銀杏は、古くから頻尿を改善する生薬**として重宝されていて、頻尿の症状を和らげることで知られています。食べる量は、1日5～6粒が目安といわれます。

排尿トラブルに効果のあるサプリメントは？

おしっこのトラブルに効くとされるサプリメントや漢方薬は、数多く市販されています。ここでは医師の間でも評価されているいくつかを紹介しておきましょう。

ただし、サプリメントはあくまでも補助食品です。飲めば治るというものではないので、第2～4章で紹介する食事、水の飲み方、生活習慣と併せて飲むようにしてください。より効果を期待できるようになります。

・ノコギリヤシ

前立腺《せん》肥大症によるおしっこのトラブルの症状を軽減する効果が認められている代表的なサプリメントです。医学的なエビデンスもあり、医師から処方される薬に近い効果があるといわれています。

・ペポカボチャの種

欧米では古くから薬効が認められ、広く摂取されてきたといわれるペポカボチャの種は、含まれるリグナンという成分に頻尿、過活動膀胱《ぼうこう》の改善効果があるといわれます。ドイツでは医薬品として認可されています。

・アルギニン、シトルリン

膀胱の柔軟性をよみがえらせる働きが期待されているアルギニンとシトルリンは、サプリメントとしても摂ることができます。アルギニン、シトルリンが含まれる食べ物をうまく摂れないときに補助として利用しましょう。

・アスタキサンチン

エビやカニ、鮭などにも含まれるアスタキサンチンは、強力な抗酸化作用のある成分です。膀胱を酸化ストレスから守り、機能低下の予防効果が期待できます。

コラム

Dr. Saito の排尿障害治療最前線①

着衣のまま行う尿もれ治療

女性に多い腹圧性尿失禁は、症状が軽い場合、尿道内圧を高め、尿もれを抑える薬（β2アドレナリン受容体作動薬）による薬物療法や、水分摂取の制限、骨盤底筋群トレーニングなどの行動療法で症状が改善します。

症状が重い場合でも、手術でほぼよくなります。

最新の治療法として注目されているのは、1つは、高周波磁気によって骨盤底筋群を刺激して低下した筋力を取り戻す治療です。

服を着たまま装置に座るだけでトレーニングが可能で、内服治療などと異なり副作用の心配もなく、痛みもありません。最新装置の磁気による刺激は、わずか30分座るだけで、約5万回の筋肉の収縮を得られるといいます。

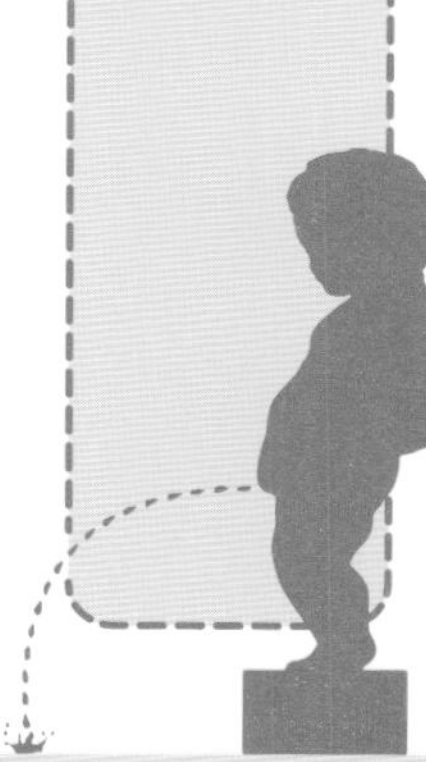

もう1つは、レーザーによって膀胱《ぼうこう》周囲を温めることで機能を回復させる治療です。これまでは、薬物療法や行動療法で症状が改善しない場合、弱った筋膜に代わって膀胱や尿道を支えられるように、おなかに「メッシュテープ」と呼ばれる人工物を入れる手術が主流でした。

TVT（Tension-free Vaginal Tape）、TOT（Trans-Obturator Tape）という手術です。TVTとTOTは、テープを設置する場所の違いです。その効果は高く、手術によって約9割は改善するといわれます。

しかし、体内に異物を入れることへの抵抗感から、欧米では行われなくなっています。その代替療法として登場したのがレーザー治療です。

レーザー治療ならメスを入れて切開することがないため肉体的な負担が少なく、時間的な手間もかからないため、日帰り治療が可能だといいます。

腹圧性尿失禁は、出産経験のある40代後半の女性に現れやすい症状です。尿もれが気になりだしたら、右記に紹介した治療を選択肢の1つとして考えてみてはいかがでしょうか。

第3章

夜中のトイレが激減する水の飲み方

1日の水分摂取量が増えると、おしっこに行く回数も多くなる

頻尿や夜間頻尿の原因の1つは、単純に水分の摂り過ぎです。

個人差はありますが、摂った水分量に比例して、体の外に出ていく尿の量も多くなります。膀胱《ぼうこう》の容量は決まっているため、尿の量が増えれば、トイレへ行く回数も多くなります。

おしっこが出るしくみに問題がなくても、たくさん水分を摂れば、それだけトイレへ行くことが多くなるのは必然なのです。

私たちの体は、体重の60％が水分でできています。

仮に体重60kgなら、36Lは水分ということです。この数字は、成人男性の数字で、成人女性なら55％、高齢者は50〜55％になります。ちなみに、生まれたばかりの新生児は、約80％が水分でできています。

それでは、半分以上が水分でできている体を維持するために、毎日どれくらいの水分を摂ればいいのでしょうか？

体内からは毎日約2・5Lの水分が排出されるため、その分だけ外から摂る必要があります。摂る水分の内訳は、1日3回の食事から約1L、飲み水から約1L、体内でつくられる水が0・5Lといわれます。

要するに、**1日に食事と飲み水から摂る水分は約2Lでいいということです。それ以上摂っても、体液の濃度を一定に保とうとする機能によって、尿として体の外に排出されます。**

夜間頻尿が気になる方は排尿記録をつけてみましょうと話しましたが、私（斎藤）はおしっこのトラブルで相談にこられる患者さんには「排尿日誌」をつけていただいて、同じように1日の排尿回数や量を書き込んでいただきます。

そうすると、1日の排尿量が2L、なかには3Lという方がいます。これは、水分の摂り過ぎによる多尿です。これではトイレへ行く回数が増えるのもしかたがありません。そういう方は、1日に水分を摂る量を減らすだけで、昼間も夜間もトイレへ行く回数を減らせることになります。

1日に出る水分、入ってくる水分

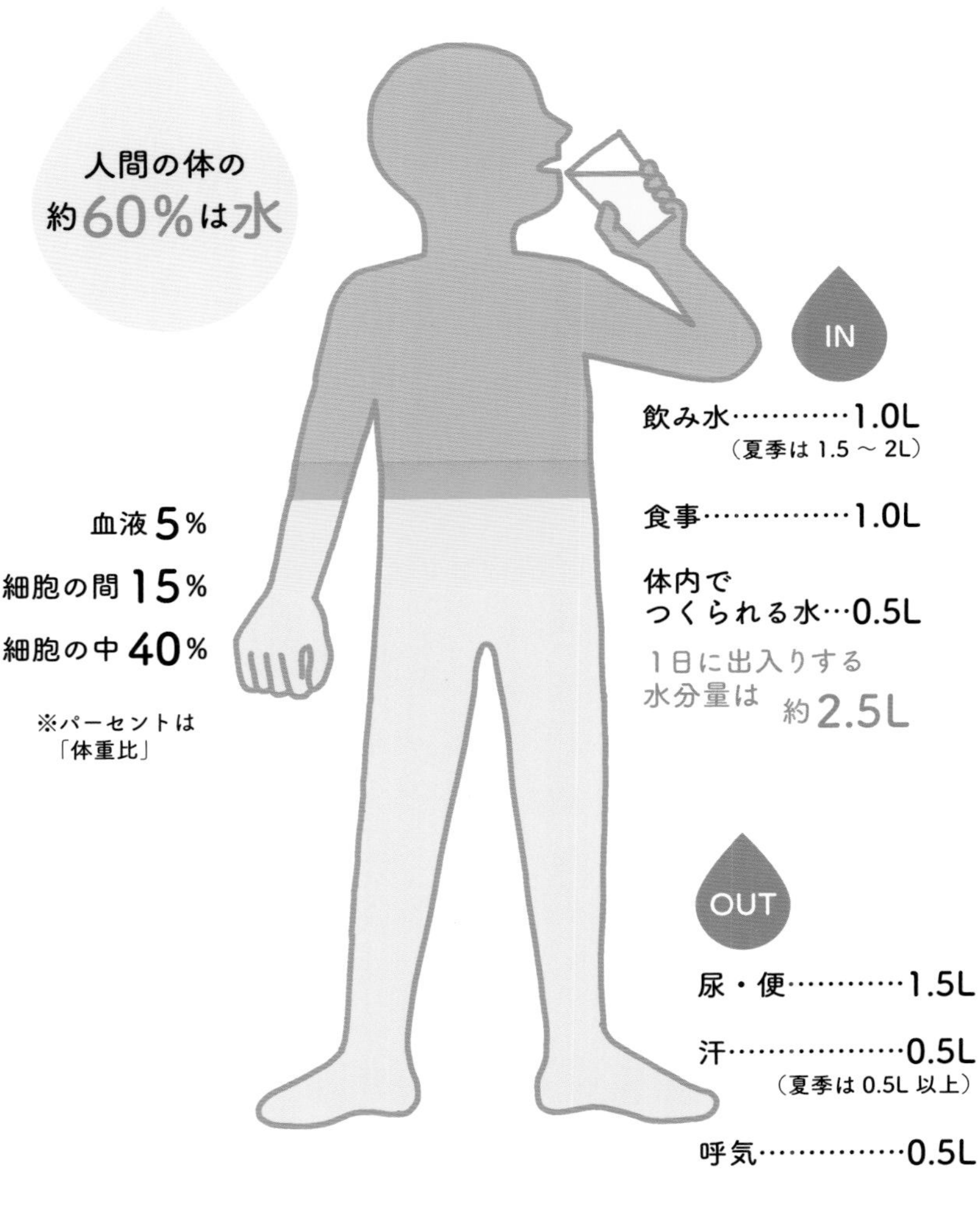

寝る前に水をたくさん飲むと脳梗塞の予防になるってホント？

水分を摂り過ぎるのは、「高齢者はできるだけたくさん水分を摂ったほうがいい」「夜、寝る前に水分をたくさん摂ると、血液がサラサラになり、寝ている間の脳梗塞《こうそく》や心筋梗塞を予防できる」などといった情報が、メディアで盛んに流れたのが一因だと思います。

その背景には、医療関係者の多くも、水分をたくさん摂ると血液がサラサラになると誤解していたという事実があります。

しかし、医学的には、「水分をたくさん摂ると血液がふつう以上にサラサラになる」とか、「寝る前に水分をたくさん摂ることで、夜間や早朝の脳梗塞や心筋梗塞などを予防できる」とは、今のところ証明されていません。

もちろん、体にとって水分は大事です。水分摂取量が減って脱水症状になると、熱中症を引き起こしたり、脳梗塞や心筋梗塞などのリスクが高まったりする可能性があります。特に、体内の水分量が体重の50％と少なめの高齢の方は、摂り過ぎも注意ですが、摂らないのも問題です。

例えば、体から必要とされる水分量の１％が失われると、イライラしたり、ボーッとしたりするなどの意識障害が起こります。体重60kgの50％は30Ｌですから、その１％は３００mLです。それくらいの脱水で症状が現れるようになります。

２～３％失われると体温が上昇し、循環器にも影響が出てきます。いわゆる熱中症の症状です。そして、５％失われると運動能力が低下して動けなくなり、７％失われると幻覚を見るようになります。

私たちの体は、水分を20％失うと死に至るといわれています。

脱水にならないように、朝から夕食まではしっかりと水分を摂り、寝る前は飲水制限をする。これがメリハリのある正しい水の飲み方です。あえて寝る前に水をたくさん飲まなくても、健康な毎日が送れます。

寝る2時間前の水分摂取量を減らすだけで夜間頻尿は激減する

夜間多尿で相談にくる患者さんの排尿日誌を見ていると、夜間にトイレへ行く回数が多い人の中には、寝る前に大量の水分を摂っている方がいます。

これは、先ほどの「寝る前に水分をたくさん摂ると、血液がサラサラになり、寝ている間の脳梗塞《こうそく》や心筋梗塞などを予防できる」という指示に従った行動だと思われますが、**寝る直前にたくさんの水分を摂れば、夜中につくられる尿の量も多くなります。**

なぜなら、体内に蓄積できる水分量は決まっているため、余分な水分は体の外に排出されるからです。実際、寝る前の水分の摂り過ぎで夜間頻尿になるケースは少なくありません。

毎日、1~1・5Lの水分を摂りましょうといっても、一度に大量に摂る必要はなく、大量に摂ることで、逆に脱水症状を引き起こしたり、寝る前に大量に摂ると夜間多尿につながったりします。

私（斎藤）が患者さんに指導している水分の摂り方は、**コップ1杯150mLとして、1日3回の食事のときに2杯ずつ、食事と食事の間に各1杯の合計8杯**。これで水分量はトータル1200mLになります。

もちろん、この摂り方にこだわることはありませんが、食事のときを中心にこまめに摂れば、水を飲むタイミングが習慣化しやすくなります。

そして、**夜間頻尿を遠ざけたいなら、寝る2時間前の水分摂取量を減らすこと**です。寝る2時間前から水分を控え、トイレへ行ってから寝る。それだけで夜間にトイレへ行く回数を減らせます。なぜ2時間前なのかというと、水の利尿作用が2時間といわれているからです。

利尿作用とは、体内の余分な水分を排出する作用で飲み物の種類によって異なります。水の場合は、2時間。つまり、寝る1時間前に飲んでしまうと、寝て1時間後にはトイレへ行きたくなるということです。逆に2時間前なら、いくら水を摂ったとしても、寝る前にトイレをすませておけば、水分摂取による尿意はほとんど起きません。

寝る2時間前からは、のどが渇いたら「うがい」にする

寝る2時間前から水分を摂る量を控え、トイレへ行ってから寝る。水分バランスを整えることで夜間にトイレへ行く回数を減らすことは可能です。

とはいえ、夕食後、のどが渇いて水分を摂りたくなるときがあると思います。ちょっと塩分が多めの食事だったときなどがそうでしょう。そういうときでも、水分を大量に摂るのは避けるようにしてください。

のどの渇きを和らげるには、「うがい」がおすすめです。水で口の中を湿らすだけで、のどの渇きがらくになります。

どうしても水分を摂りたいときは、温かい飲み物にすることです。冷たい飲み物だと飲みやすいので、ついごくごくたくさん摂ってしまいます。白湯などの温かい飲み物なら少しずつしか飲めないので、一度に大量の水分を摂ることはなくなります。

また、夏場なら、氷を口に含むのもいいでしょう。水を飲むよりものどの渇きがい

やされ、一度にたくさんの水を飲んでしまうのを防げます。

くれぐれも、枕元にペットボトルを置いて、のどが渇いたからといって起きるたびに飲むのはやめましょう。部屋の湿度と温度を調整すれば、のどの渇きは抑制できます。

おしっこのトラブルを遠ざけるには、寝る前に水分を摂り過ぎないことが大切です。一度、「排尿記録」で自分の水分摂取量を確認してみてください。**頻尿や夜間頻尿の症状がある方は、自分が思っている以上に摂っている**ことがあります。

おしっこのトラブルの原因は1つではありません。

老化現象や膀胱《ぼうこう》や前立腺《せん》の病気、生活習慣など、さまざまです。

相談にこられる患者さんのなかには、「ほかの泌尿器科に行って過活動膀胱の薬をもらったけど、飲んでも夜中にトイレへ行く回数が減りません」「前立腺肥大の薬を飲んでいますが、夜中に3回、4回起きてしまうんです」という方がいますが、それは、原因が別のところにあるからです。

そういう方こそ、第2～4章で紹介する食習慣や水の飲み方、生活習慣を見直してみることです。生活を改めるだけで症状が改善されることがあります。

晩酌するなら寝る4時間前

飲むタイミングと併せて気をつけたいのが、何を飲むか、ということです。

みなさんもいろいろな飲み物で水分を摂っていると思います。水しか飲まないという方は、ほとんどいないでしょう。おしっこのトラブルに悩まされている方が注意したいのが、利尿作用のある飲み物です。

飲み物に含まれる利尿成分の代表は、次の3つです。

・アルコール　・カフェイン　・カリウム

まず、アルコールから解説しましょう。

アルコールには、バソプレシン（抗利尿ホルモン）の分泌《ぶんぴつ》を抑制する作用があります。第1章で紹介したように、バソプレシンは夜間につくられる尿の量を少なくするためのホルモンです。

つまり、気持ちよく眠るためにと晩酌をすると、夜間にトイレへ行くことになるということです。

だからといって、晩酌《ばんしゃく》をやめなさいということではありません。利尿作用があるのは、アルコールを分解している時間です。お酒の種類や量にもよりますが、例えば、日本酒1合、ビール500mLで4時間といわれます。晩酌するなら就寝時間の4時間前を目安にすれば、アルコールが夜間頻尿を引き起こすことはありません。

アルコールの利尿作用は量によって強くなりますが、お酒の種類によっても強弱があります。それは、**含まれるカリウムの量の違いが理由**です。

ミネラルの一種であるカリウムには、ナトリウム（塩分）を体の外に出すために排尿を促進する作用があります。この**カリウムが多く含まれているのが、ビールとワイン**です。

さらに同じビールでも、**ふつうのビールより黒ビール、白ワインより赤ワイン**のほうがより多くのカリウムが含まれていて、それだけ利尿作用が強いことになります。

ビールに関していえば、利尿作用のあるホップが使われている量によっても利尿作用が異なります。一般的にビールのほうが発泡酒よりホップの量が多いとされているので、ビールはさらに利尿作用が強いお酒といえます。

それでは、アルコールがほとんどないノンアルコールビールはどうなの？という疑問が浮かんでくると思います。

ノンアルコールビールにも、ホップ由来の成分で利尿作用のある「クエルシトリン」が含まれているため、ビールほど強くありませんが利尿作用があります。ノンアルだからと大量に飲むと、夜間頻尿を引き起こすことになるので注意してください。

アルコールを飲むときは、多尿だけでなく、脱水にも気をつけましょう。

アルコールの利尿作用によって排出する水分は、お酒の水分ではなく、体内に蓄積されている水分です。また、アルコールを分解するためにも、体内の水分が使われます。**利尿作用の強いビールは、１L飲むことで１・１Lの水分を失う**といわれます。

脱水症状にならないためにも、お酒を飲むときは水も一緒に飲むよう心がけてください。

カフェイン飲料は寝る直前でなければOK

アルコールと同じくらい利尿作用がある成分として知られているのが、カフェインです。カフェインは、アルコールがバソプレシンを抑制するのとは異なり、腎臓《じんぞう》に働きかけて尿づくりを活発にします。

とはいえ、その利尿作用はかなり弱く、カフェインが含まれるコーヒーや緑茶を飲んだからといって、脱水症状を引き起こすことはないといえるレベルです。

カフェインが含まれる飲料を飲むときに注意するのは、カフェインの早期利尿効果です。

飲むと15〜30分くらいでトイレへ行きたくなることもあります。頻尿の症状が現れている方は、会議が始まる前や映画館に入る前など、1〜2時間トイレへ行けない状況のときは控えるようにしましょう。

カフェインには、アルコールのように長い時間、利尿効果があるわけではありません。**カフェイン飲料を夕方や夕食時に飲んだとしても、寝る前に水分バランスを整えておけば、カフェインの利尿作用で夜中にトイレへ行くことはないでしょう。**

ただし、寝る直前のカフェイン飲料は、やはりおすすめできません。

それは、利尿作用というより、覚醒《かくせい》効果で眠れなくなるからです。私たちは日中活動していると、脳内に「アデノシン」という神経伝達物質が蓄積されます。これが、昼間でも眠くなる理由です。

アデノシンが増えてアデノシン受容体と結合すると、日中に起きている状態を維持する「ヒスタミン」という神経伝達物質の放出が抑えられて眠くなるのです。

このアデノシンとよく似た化学構造をしているのがカフェインで、アデノシンのアデノシン受容体との結合をブロックすることで、ヒスタミンの放出が抑制されなくなり、眠けを感じなくなります。

カフェインの覚醒効果は摂取すると15〜30分後くらいから始まるといわれているため、寝る直前に摂ると眠れなくなってしまうのです。

カフェインを摂ると眠けが覚めるしくみ

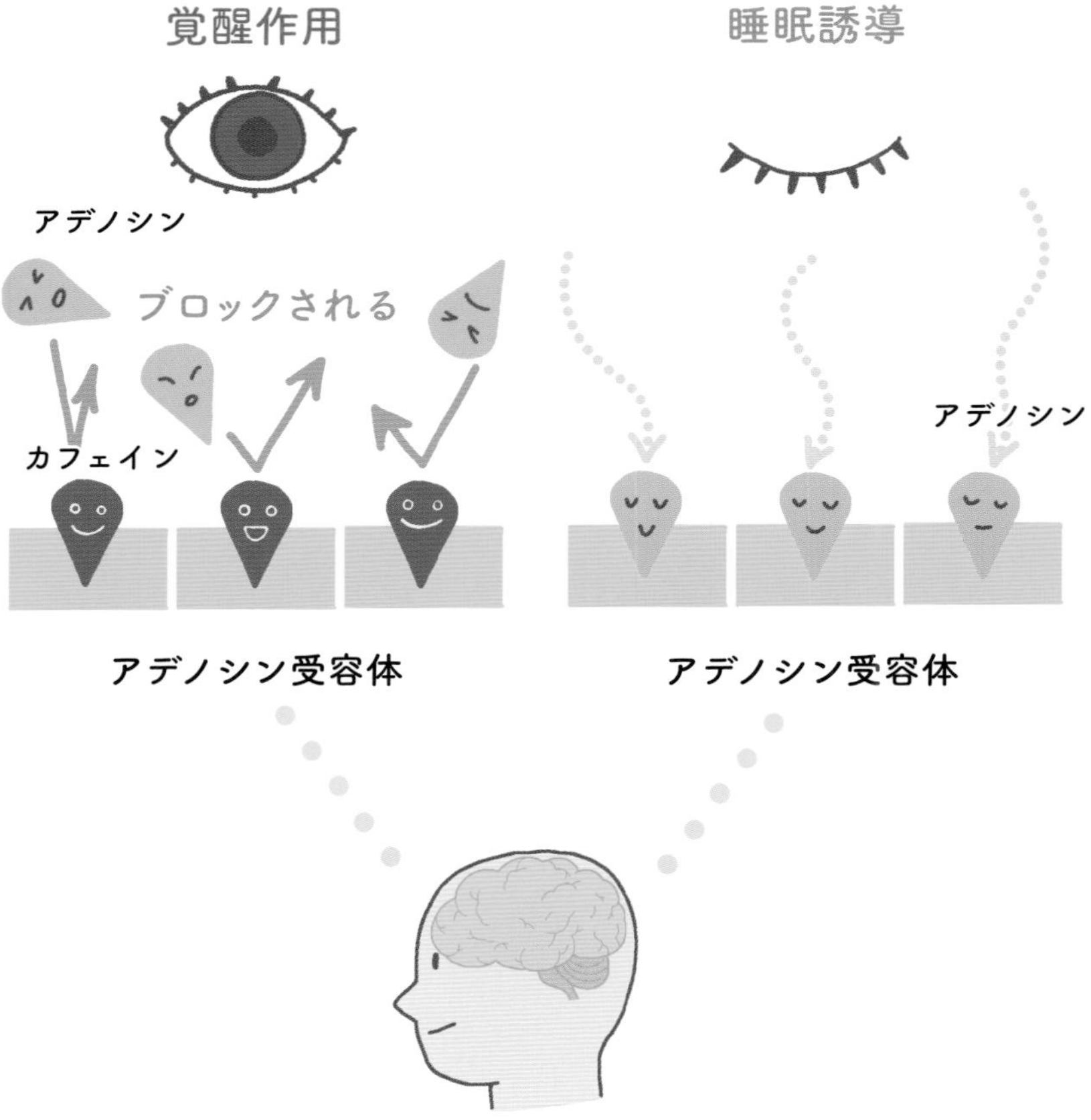

カフェインを摂取したとき

カフェインがアデノシンの結合を阻害し眠けを覚まさせる

私（斎藤）は、個人的には、寝る直前にさえ飲まなければ、カフェイン飲料は摂ったほうがいいと思っています。

なぜなら、カフェインが含まれる飲み物の代表であるコーヒーにも、緑茶にも、利尿作用以上に体にいい作用があることがわかってきているからです。

例えば、コーヒーには、強い抗酸化《こうさんか》作用のあるポリフェノールがたくさん含まれています。赤ワインに動脈硬化や心筋梗塞などの生活習慣病の予防効果があることはよく知られていますが、その赤ワインと同レベルの量のポリフェノールがコーヒーには含まれています。ちなみに赤ワインに含まれるポリフェノールは、タンニン、レスベラトロールなどですが、コーヒーに含まれるのは、クロロゲン酸類です。

緑茶にもポリフェノールの一種であるカテキンが含まれていて、やはり生活習慣病の予防に効果があります。また、緑茶に含まれるアミノ酸の一種であるテアニンはリラックス効果を高めてくれるといわれます。

カフェイン飲料は、おしっこが近くなるからといって避けるより、飲んだほうがいいと思いませんか。ただし、過活動膀胱がある方は、カフェインが膀胱を刺激して頻尿症状が悪くなることもあるので、摂り過ぎには注意をしましょう。

コラム

Dr. Saito の排尿障害治療最前線②

アメリカでは、前立腺肥大症の手術は日帰りが当たり前

前立腺《せん》肥大症の治療は大きく２つになります。

１つは、薬物療法です。

用いられる薬は、尿道の筋肉をゆるめて尿がスムーズに出るようにする「交感神経α１阻害薬」、前立腺の肥大を抑える「５α阻害薬」、膀胱の血流をよくして膀胱をややわらかくする「ＰＤＥ５阻害薬」などです。

薬で症状を軽減することはできますが、残念ながら肥大している部分を小さくすることはできません。

もう１つは、手術治療です。

現在の根治をめざす最新手術は、レーザーで前立腺をくり抜いてしまう「ホーレップ手術」と、ロボットを使って前立腺を蒸散する「アクアブレーション手術」です。

アクアブレーション手術は、昨今注目されている低侵襲治療です。

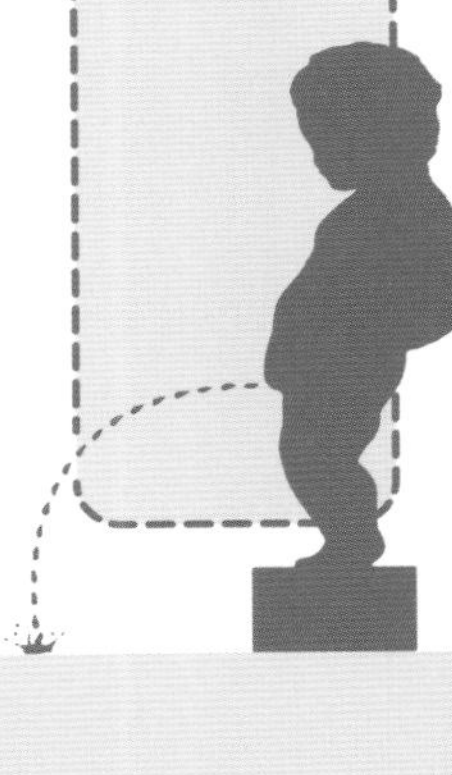

低侵襲治療とは、できるだけ体に負担がかからないように行う、内視鏡やカテーテル治療です。前立腺肥大症の治療としては、２０２２年に「ウロリフト（Urolift）」と「レジューム（Rezum）」という2種類が保険適用となっています。

前立腺肥大症を根治する治療ではありませんが、肥大を小さくしたり、尿道を開放したりする効果が確認されています。すでに欧米では、5年間の治療効果がエビデンスとして報告され、再手術を希望する方はレジュームで4・4%、ウロリフトで13・7%と低く、治療の有効性が証明されています。

低侵襲治療の最大のメリットは、治療時間がウロリフトなら5〜10分、レジュームなら3〜5分と短いことです。現在は、入院して行われるレーザーや電気メスの手術が主流ですが、低侵襲治療になると日帰りが可能になります。

実際、私はアメリカの小さなクリニックで、局所麻酔を受けて20分くらい休んで、麻酔が効いたところで3分ぐらいの治療を受け、10分後には受付に座っているという光景を数多く目の当たりにしてきました。

ただし、前立腺肥大症も早期発見、早期治療が基本です。異常に気づいたら早めに泌尿器科を受診するようにしましょう。

前立腺の状態をチェックしてみましょう
～国際前立腺症状スコア（I-PSS）～

質問ごとに当てはまる点数を○で囲んでください。

どのくらいの割合で次のような症状がありましたか？	まったくない	あまりない 5回に1回未満	たまにある 2回に1回未満	ときどきある 2回に1回くらい	しばしばある 2回に1回以上	ほとんどいつも
おしっこをした後に、まだ残っている感じがありましたか？	0	1	2	3	4	5
おしっこをして2時間以内にもう一度しなくてはならないことがありましたか？	0	1	2	3	4	5
おしっこをしている間に何度も途切れることがありましたか？	0	1	2	3	4	5
おしっこを我慢するのが難しいことがありましたか？	0	1	2	3	4	5
おしっこの勢いが弱いことがありましたか？	0	1	2	3	4	5
おしっこを出す時、おなかに力を入れることがありましたか？	0	1	2	3	4	5
夜寝てから朝起きるまでに、何回おしっこをするために起きましたか？	0回 0	1回 1	2回 2	3回 3	4回 4	5回以上 5

○をつけた数値を合計してください　　点

0～7点　軽症

8～19点　中等症

20～35点　重症

第4章

効果抜群！
頻尿・尿もれが
消える新習慣

寝る前にシャワーを浴びると夜中のトイレが減る

第4章では、おしっこのトラブルを遠ざける生活習慣を紹介しましょう。食習慣や水の飲み方と併せて実践することで、より効果を得られるようになります。

まず、夜間頻尿の原因の1つである睡眠障害を改善するための習慣です。

私（斎藤）がおすすめしているのが、寝る前にシャワーを浴びることです。実は、この寝る前のシャワーと、寝る前の水分摂取を控えることで、夜中にトイレへ行く回数が減ったという患者さんはたくさんいらっしゃいます。

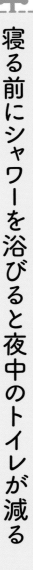

寝る前のシャワーをおすすめしているのは、深部体温を下げるためです。

深部体温？　初めて聞く方もいるかもしれません。**体温には2種類あり、1つは体の表面の温度で「皮膚温（皮膚体温）」といいます。もう1つは、脳や内臓などの体の内部の温度で「深部体温」**といいます。深部体温のほうが、皮膚温より1度くらい高くなります。

睡眠と深い関係があるのは、深部体温です。

深部体温は体内時計にコントロールされていて、午前5時前後が最も低く、その後上昇し、21時前後に最も高くなり、そこから下降していきます。眠くなるのは、深部体温が下がりはじめるときです。また、深部体温が下がるときにメラトニンの分泌《ぶんぴつ》が引き起こされるといいます。

そして、深部体温の下がり方が速いと深い睡眠に入りやすくなるといわれています。深部体温の下がり方を速くするのが、寝る前の温かいシャワーです。深部体温には上がった分だけ、大きく下がろうとする性質があるため、シャワーでいったん体温を上げると下がりやすくなるということです。

ぬるめのお湯に浸かることをおすすめする方も多いですが、体温が高くなり過ぎると下がるまで時間がかかります。それなら、40～42度くらいの少し高めの温度に設定し、全身を温めたほうがすぐに眠りにつけます。シャワーヘッドを高い位置にセットすると、全身を効率よく温めることができます。

深部体温が下がると眠くなる、上がると目覚める

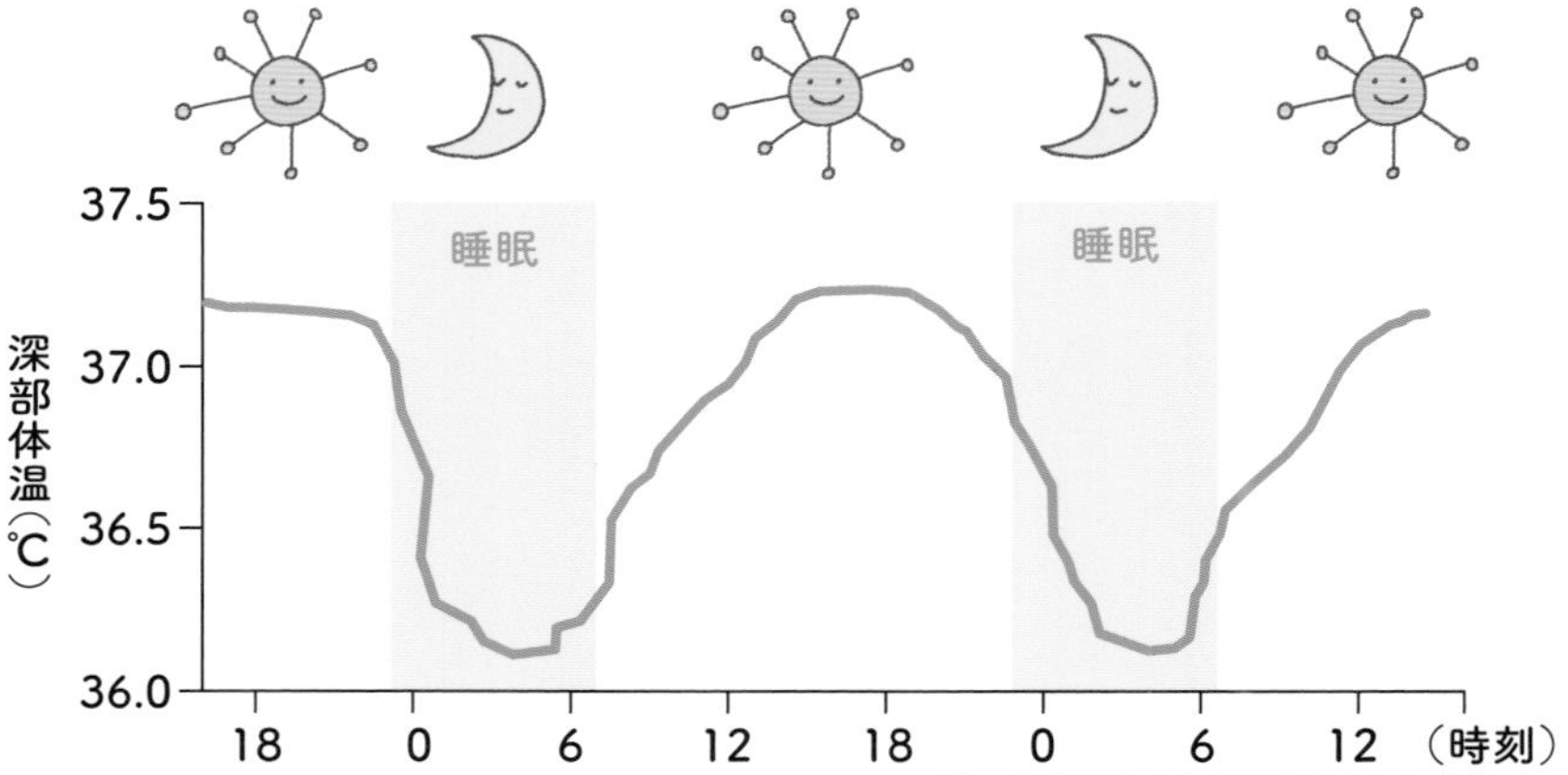

出典：公益財団法人東京都医学総合研究所提供

なかには、帰宅後、夕食前に入浴する、スポーツクラブでシャワーを浴びてくるなど、何年も続けている入浴習慣がある人もいると思います。

そういう方には、習慣を変えると生活リズムがくずれるので、寝る前に2回目のシャワーを浴びてはどうですか、と提案しています。

どうしても難しいという方には、下腹部をホッカイロや腹巻きで温めてから寝ることをおすすめしています。

要は、深部体温を下げることです。そうすれば、ぐっすり眠ることができるようになります。

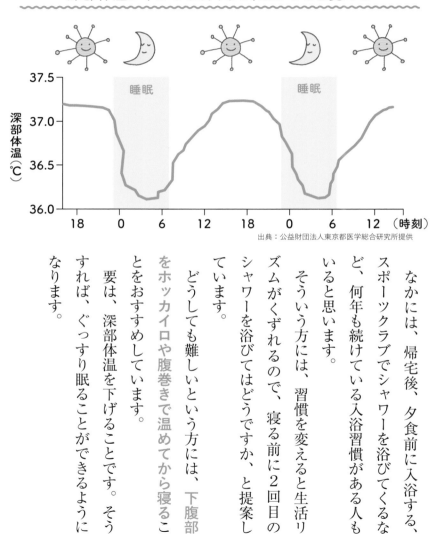

長い昼寝は厳禁、30分以内が理想

睡眠が浅くなりがちの高齢者やすでに夜間のトイレで何度も起きることがある方は、昼間の眠けに襲われることがあります。昼寝をすると夜中に眠れなくなると困るからと我慢する方もいますが、昼寝をしてかまいません。午後3時までの昼寝なら、夜の眠りを妨げることはありません。

気をつけたいのは、長い昼寝にしないことです。

睡眠不足だからといって1時間以上も寝ると、夜の睡眠に影響が出てきて、昼夜逆転の生活になってサーカディアンリズムを乱すことになります。また、1時間以上の昼寝をすると、認知症のリスクが2倍になるという怖いデータもあります。

理想は30分以内。長く寝てしまいそうで不安な方は、ウトウトしてきたら目覚ましタイマーをセットして寝るようにしましょう。短時間の昼寝は、睡眠障害の改善に有効だといわれています。

昼寝をするさいに、クッションや座布団などに足を乗せ、**枕2つ分くらい高くして横になると、夜間多尿を遠ざける**ことにもなります。

第2章で紹介したように、筋肉が衰えたり、体を動かす機会が少なくなったりすると、体の中を循環している水分を心臓に押し戻すポンプ機能がうまく働かなくなります。特に第二の心臓といわれる、ふくらはぎが衰えたり、使われなかったりすると、下半身に水分がたまりやすくなります。

つまり、昼寝のときに足を高くして寝ると、下半身にたまった水分が体全体に循環するようになり、昼間のうちに尿として排出できるということです。

下半身にたまる水分を体全体に循環させる方法として、私（斎藤）がおすすめしているのは、1回5分程度の青竹踏みです。

縦半分に割った青竹の上でゆっくり足踏みするだけで足の裏やふくらはぎの血行がよくなり、下半身にたまっている水分が体全体に循環するようになります。下半身中心の運動になる夕方のウォーキングやジョギングにも同じ効果を期待できます。寝る前に尿として排出できれば、良質の睡眠を得られる準備ができます。

頻尿・尿もれが消える3つの新骨盤底筋群体操

おしっこのトラブルの原因の1つは、加齢による筋肉の老化です。

おしっこのしくみを支える筋肉の衰えを防ぐための方法として、第2章ではテストステロンを増やす食事を紹介しました。この章では、筋肉そのものを鍛える方法を紹介しましょう。

筋肉には鍛えるとよみがえるという特質があり、その効果は年齢に関係ないといわれています。つまり、**衰えてきた筋肉は、トレーニングによって維持したり、強化したりできる**のです。

ただし、膀胱《ぼうこう》を直接鍛えることはできないため、**膀胱を下から支える「骨盤底筋群」をターゲットとしたトレーニング**になります。骨盤底筋群は、骨盤の底辺にあるインナーマッスルで尿道括約《かつやく》筋や肛門《こうもん》挙筋などいくつかの筋肉で構成されます。

骨盤底筋群を刺激することで、間接的に膀胱の筋肉も刺激することになり、柔軟性を維持することが可能です。

骨盤底筋群を鍛えることで、おしっこのトラブルを遠ざける効果が高いのは、女性のほうです。なぜなら、女性の骨盤底筋群のほうが衰えやすいからです。

理由は3つあります。1つは、男性の骨盤底筋群が支えるのは膀胱と直腸ですが、女性は膀胱と直腸に加えて子宮も支えています。もう1つは、男性に比べて女性は尿道が短く、直線的なため、腹圧がかかると負担が大きくなります。

そして、最大の理由は、妊娠と出産です。妊娠中は胎盤《たいばん》や羊水、胎児を骨盤底筋群で支えることになり、出産時には骨盤底筋群が引き伸ばされて損傷することもあります。そのため、出産後は尿道括約筋がゆるんでしまい、約8割の女性が尿もれを経験するといいます。

骨盤底筋群トレーニングはいろいろなものが提案されていますが、本書で紹介するのは、私（斎藤）が考案した、**PNF（Proprioceptive Neuromuscular Facilitation：固有受容性神経筋促通法）療法に基づくトレーニング**です。私のクリニックでは、筋電図を使い、どのＰＮＦによる運動が骨盤底筋群を効果的に収縮させるかを研究しています。

わかりやすく解説すると、筋肉と神経と脳のつながりをよくすることで改善効果を高めるトレーニングになります。**鍛えたいところを正確に鍛えられるトレーニング**といってもいいでしょうか。世の中のトレーニングの中には、体を動かしているだけでうまく鍛えられていないトレーニングもあるのです。

これから紹介する新骨盤底筋群体操は、高齢の方でも、女性の方でもできる簡単なトレーニングです。ターゲットとなる骨盤底筋群は体の内側にあるインナーマッスルですから、筋力トレーニングにイメージされるようなハードなものではありません。**10秒程度の動作を10～15回行うだけ**ですから、１日のうちのすきま時間でできると思います。寝て行うタイプ、座って行うタイプ、立って行うタイプと3種類紹介するので、できるものから始めてください。３パターン行うのが理想ですが、まずは続けることが肝心です。

１つだけでも続けることで、おしっこのトラブル解消に近づくことになります。

寝て行う新骨盤底筋群体操

10回

1 あおむけに寝て、両足を肩幅より少し広めに開き両ひざを立てます。

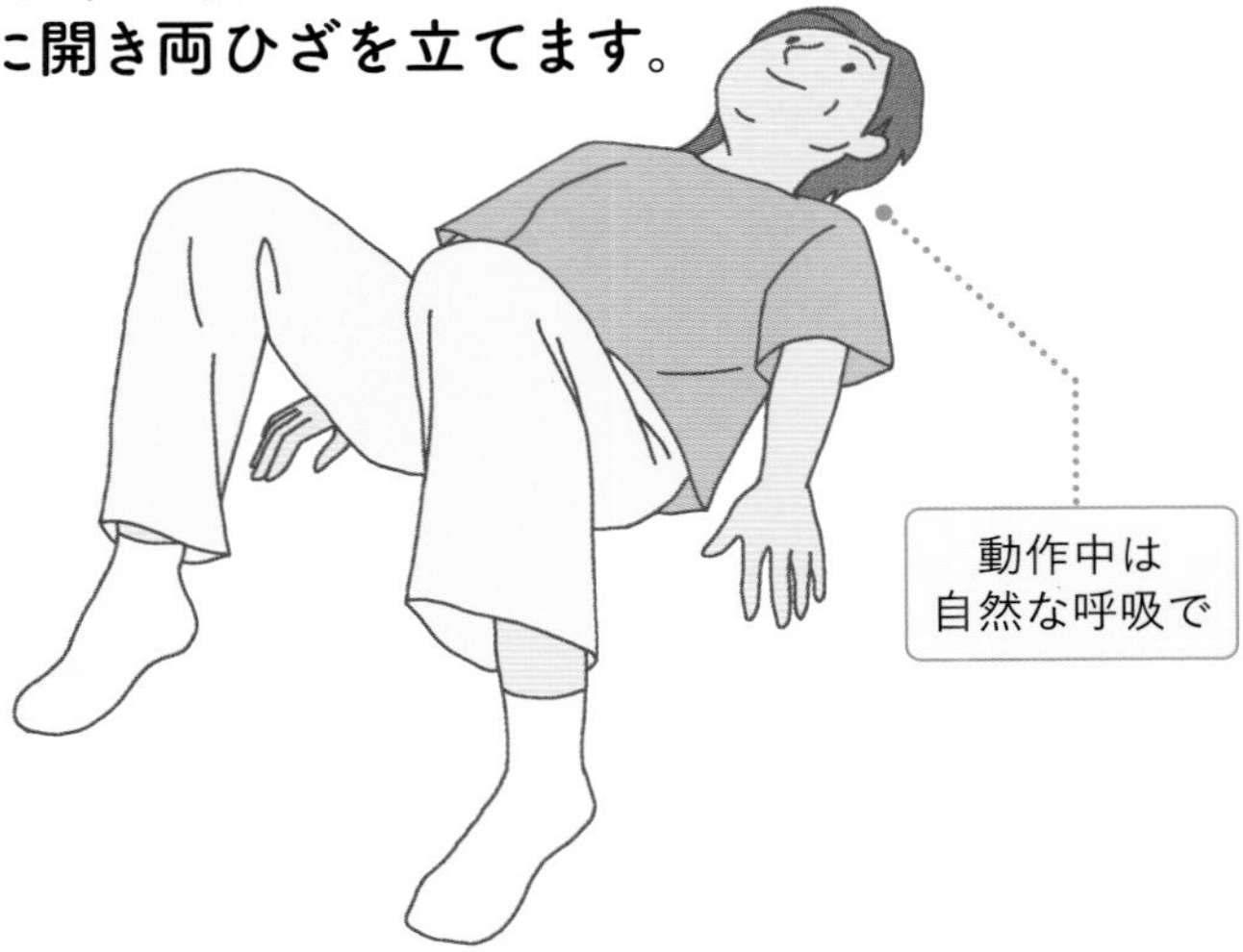
動作中は
自然な呼吸で

2 つま先を内側にねじり、両ひざを合わせます。

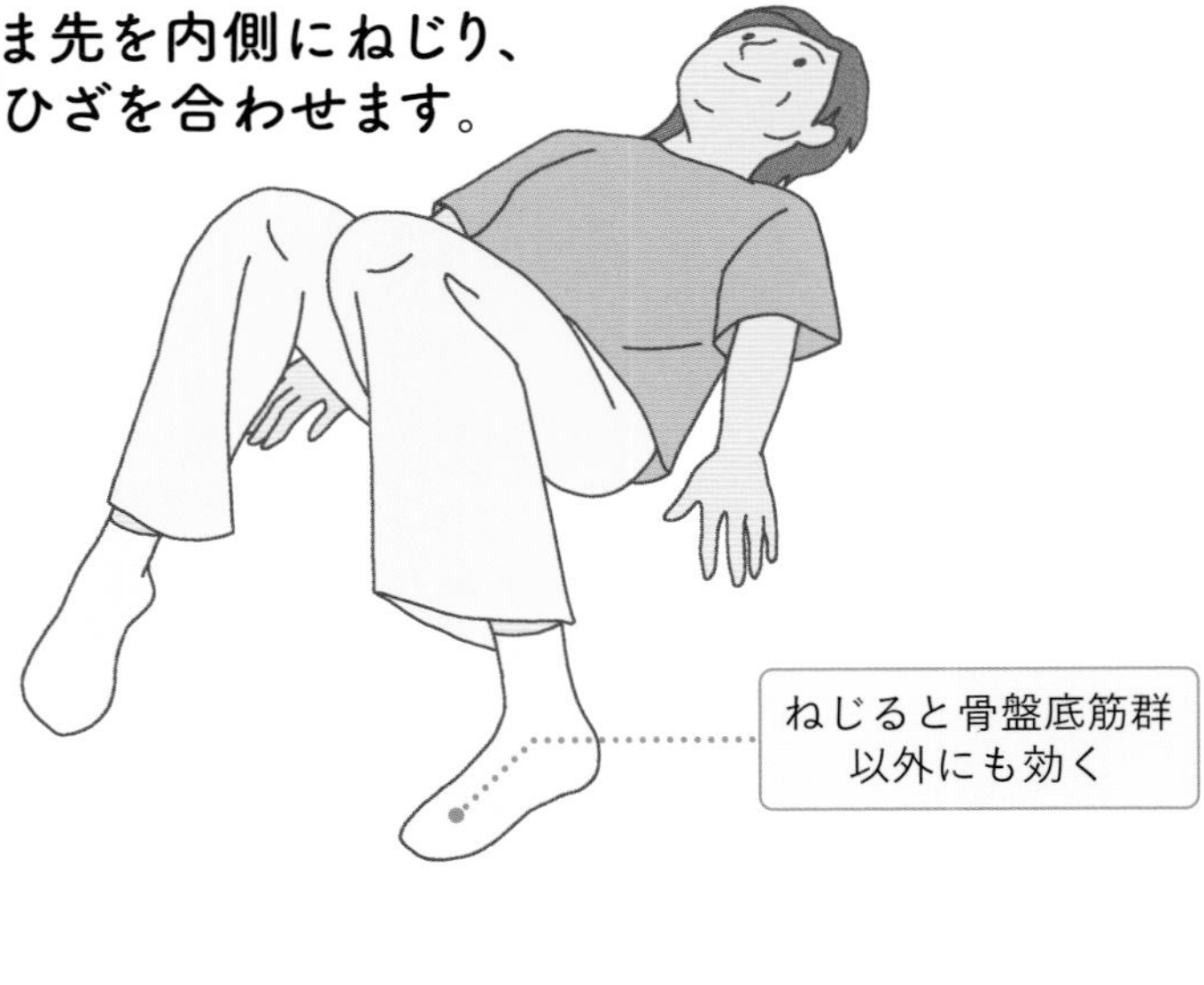
ねじると骨盤底筋群
以外にも効く

3 腰をゆっくり上げ、5秒間キープしたら、ゆっくり腰を下ろします。10回くり返しましょう。

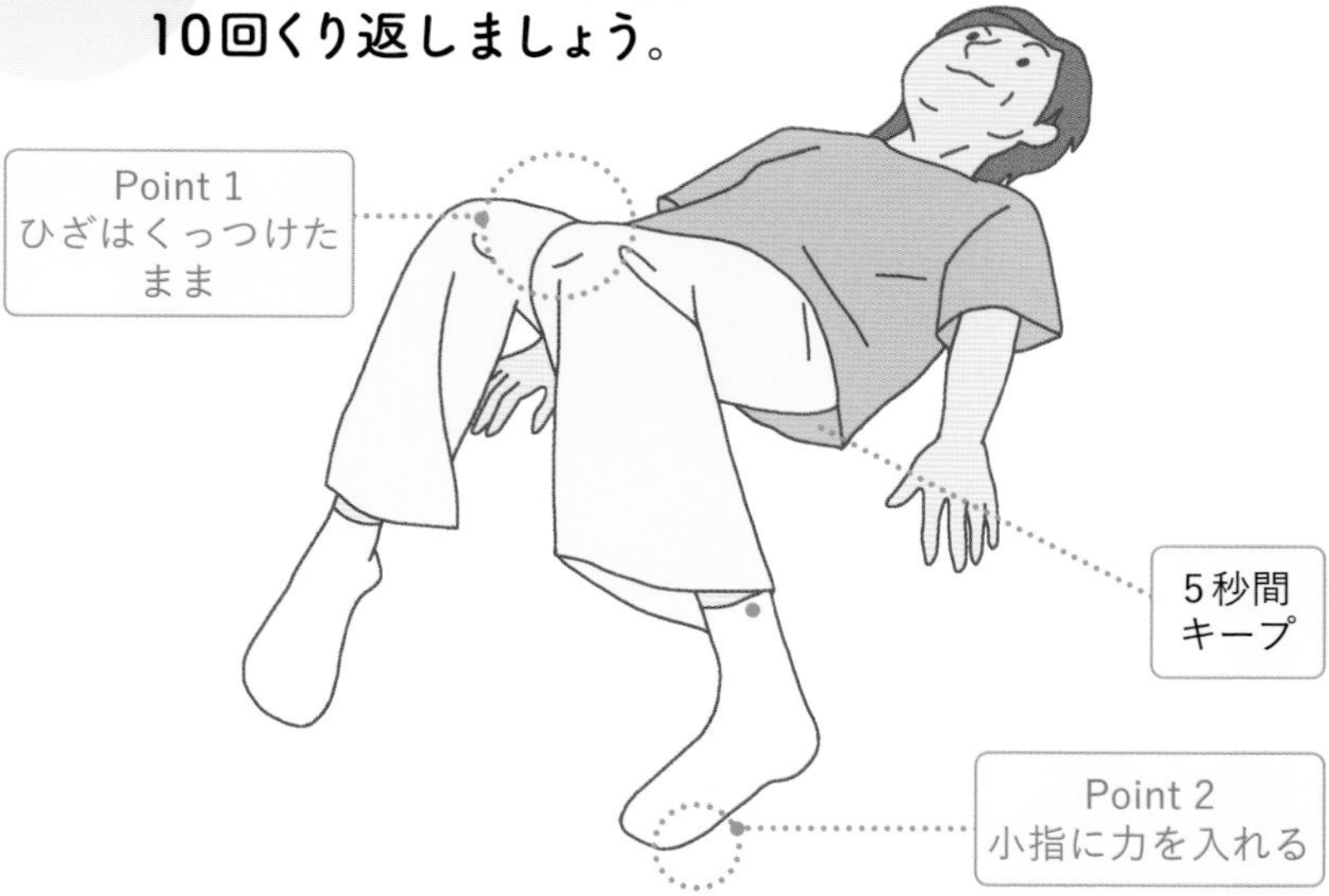
Point 1
ひざはくっつけたまま
5秒間
キープ
Point 2
小指に力を入れる

横から見た状態

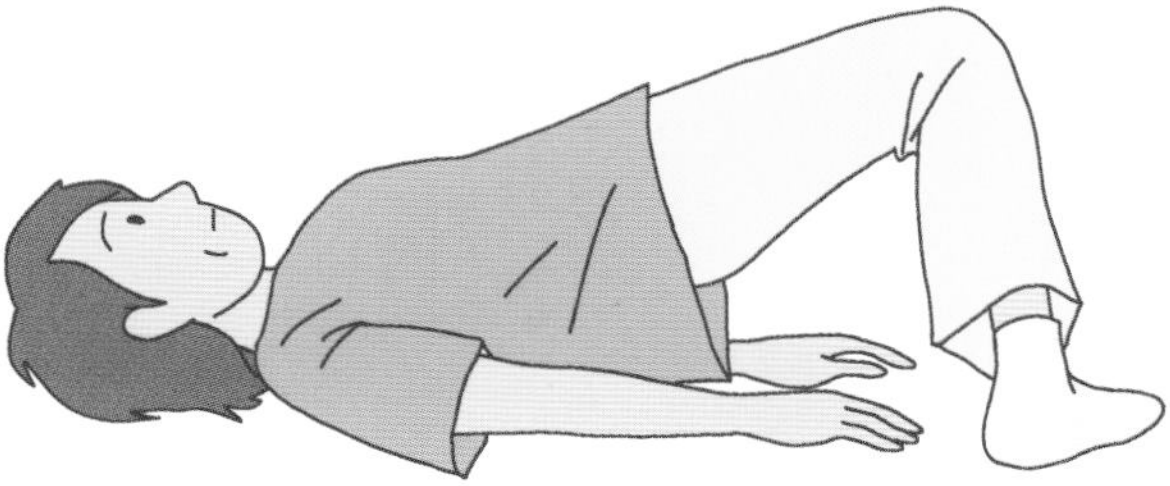

ひざをくっつけながら、小指で床を押すことが大切です。ねじった状態でお尻を上げると足を開こうとする力が働き、骨盤底筋群だけでなく、まわりの筋肉にも負荷がかかります。

座って行う新骨盤底筋群体操

左右10回

1 ベッドに座り、片方の足のひざを曲げてベッドの上に乗せ、内転筋（内もも の筋肉）をしっかり伸ばします。

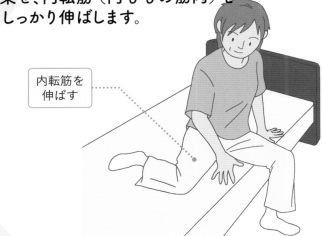

2 胸の前で両腕を組みます。

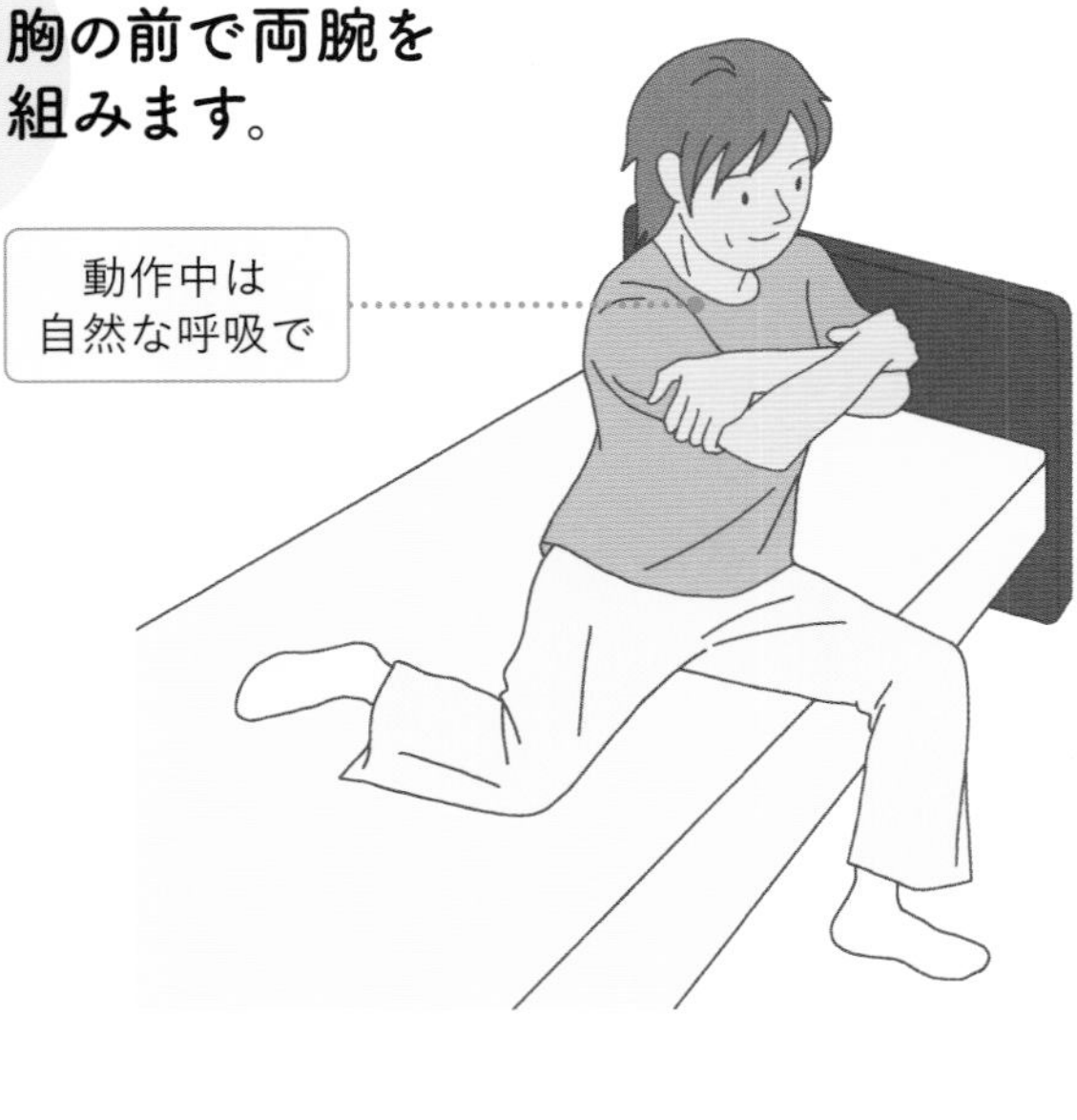

3 ベッドに乗せている足のほうに体をひねり、5秒間キープしたら、❷の姿勢に戻します。左右10回ずつ行いましょう。

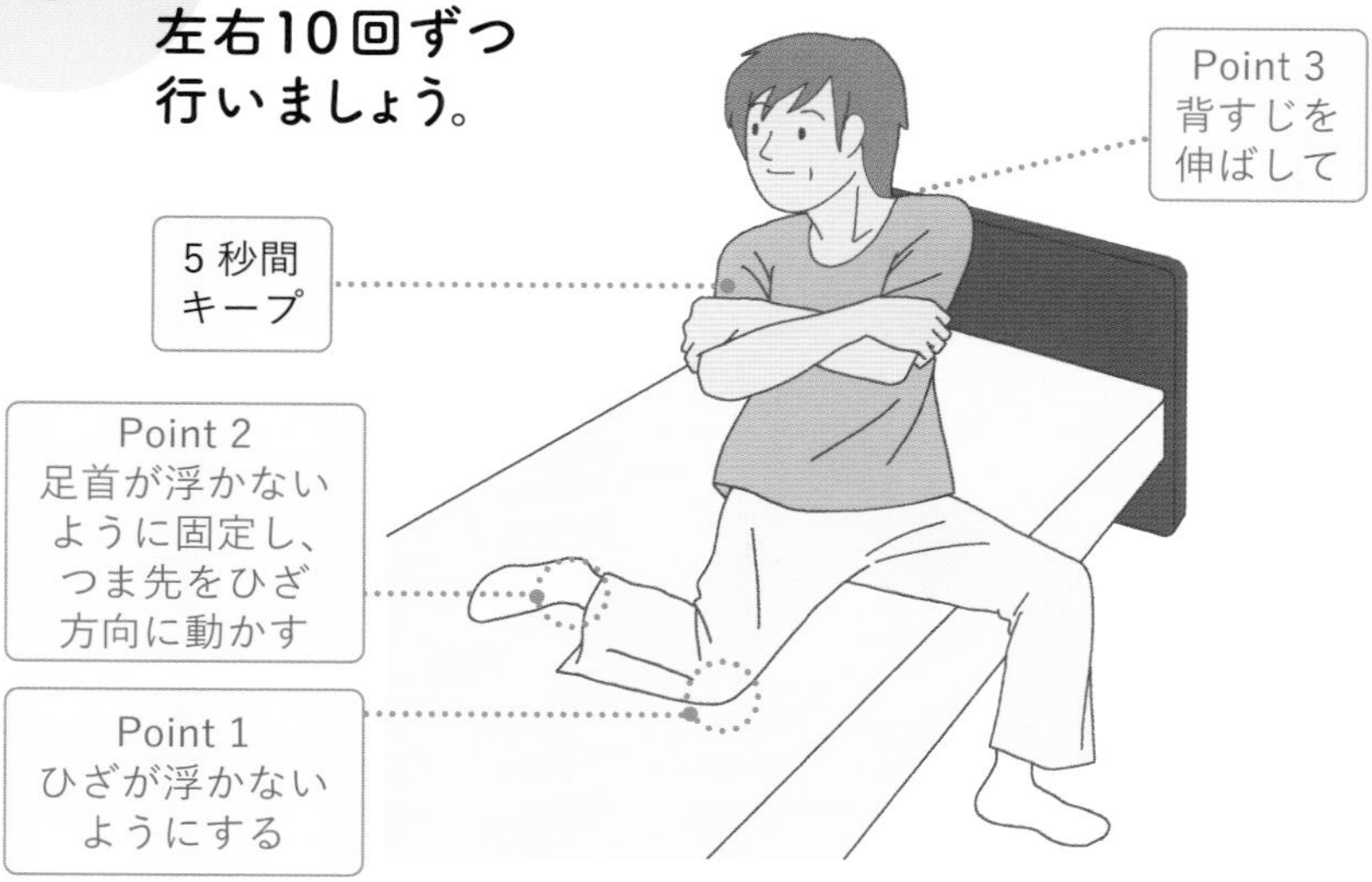
Point 3
背すじを伸ばして
5秒間キープ
Point 2
足首が浮かないように固定し、つま先をひざ方向に動かす
Point 1
ひざが浮かないようにする

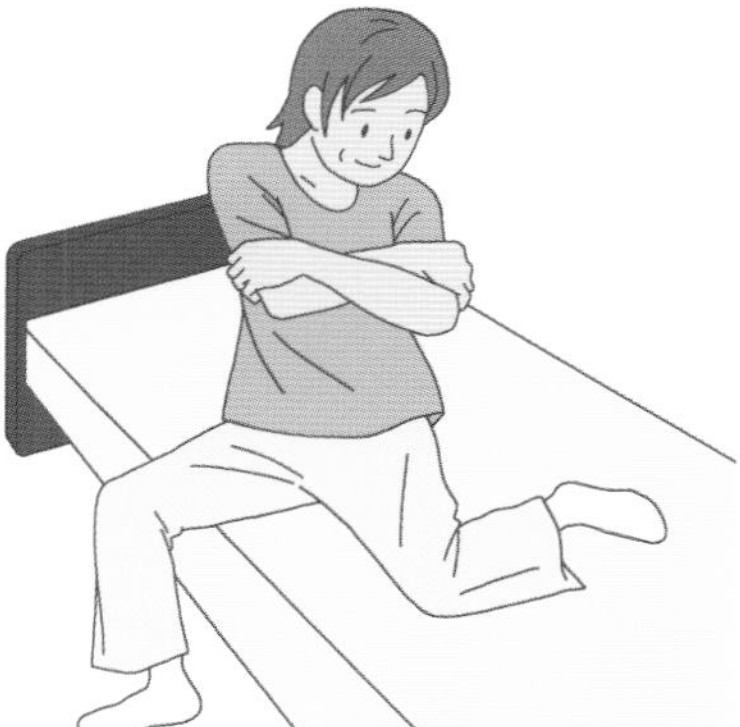

体をひねると自然に足がベッドを押すことになり、骨盤底筋群だけでなく、太ももの内側の筋肉やおなかの筋肉も鍛えられます。

立って行う新骨盤底筋群体操

左右
5回

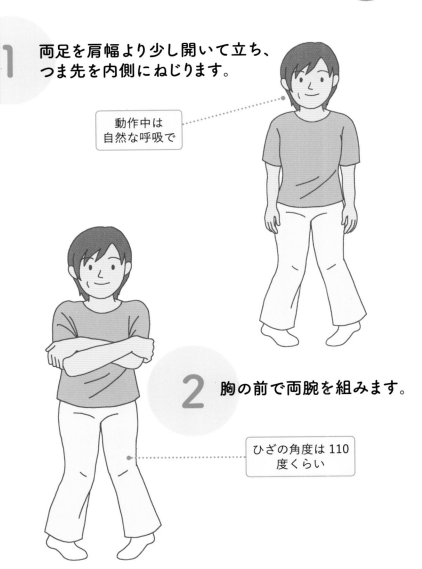

1　両足を肩幅より少し開いて立ち、つま先を内側にねじります。

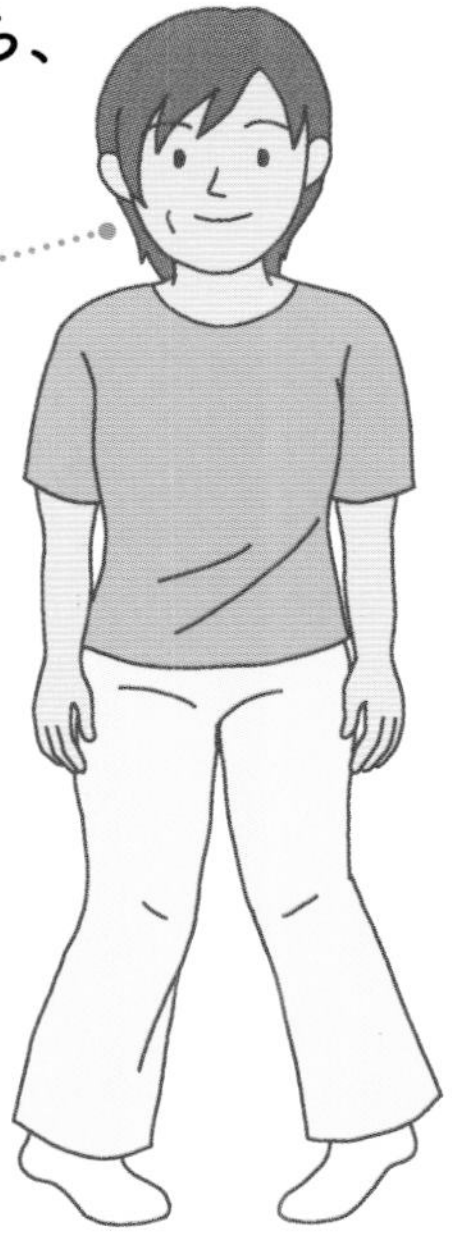

動作中は
自然な呼吸で

2　胸の前で両腕を組みます。

ひざの角度は 110
度くらい

3 体を右側にひねって5秒間キープしたら、❷の姿勢に戻します。

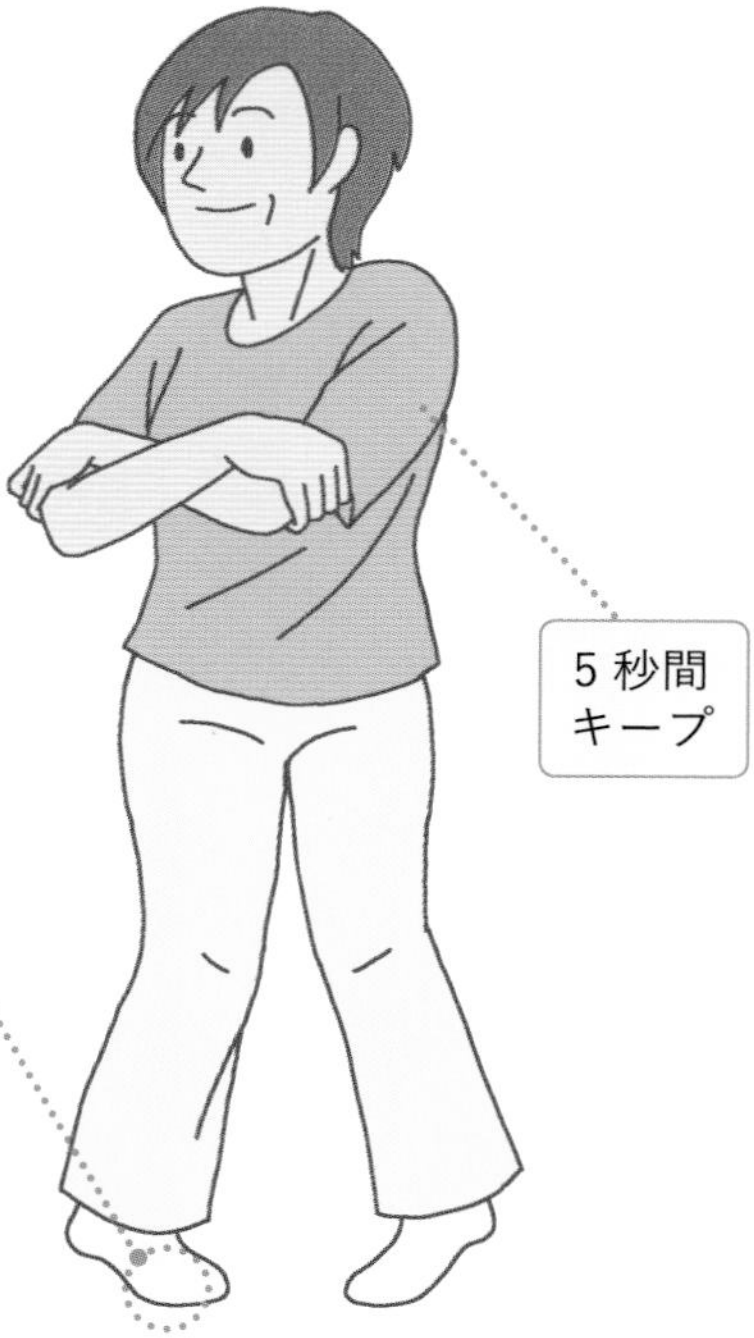

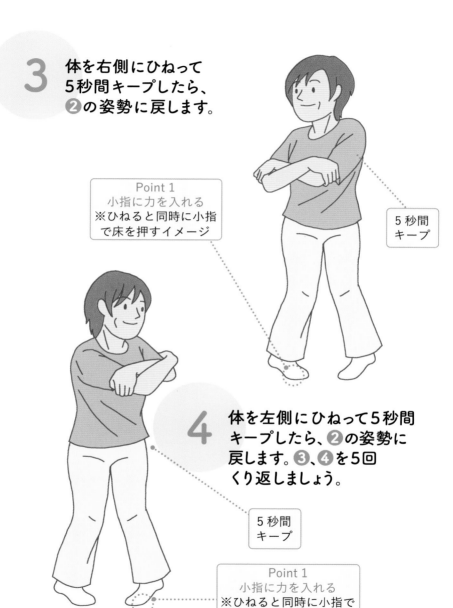

4 体を左側にひねって5秒間キープしたら、❷の姿勢に戻します。❸、❹を5回くり返しましょう。

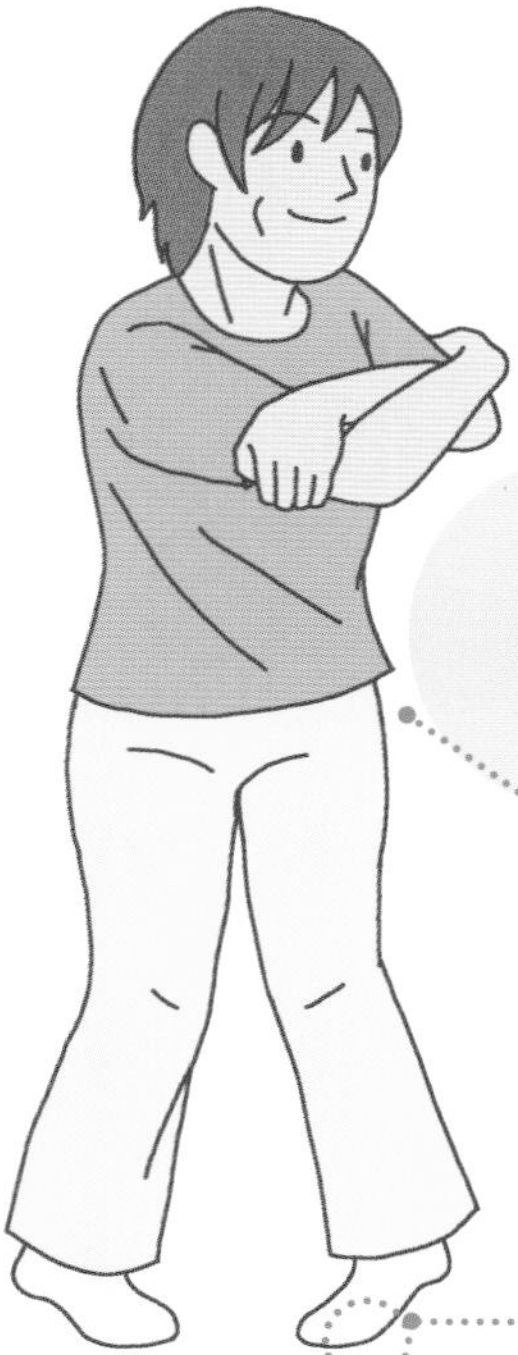
5秒間キープ
Point 1
小指に力を入れる
※ひねると同時に小指で床を押すイメージ

ウォーキングは半歩大またで歩く

3つの新骨盤底筋群体操は、いずれも難しい動作ではなかったと思います。この体操に加えて、日中に軽い運動を心がけることで、おしっこのトラブルをさらに遠ざけることができます。

目的は2つです。

1つは**水分バランスの調整**です。何度か話してきましたが、体の水分は、日中体を動かさないでいると夕方になるにつれて、重力の関係で下のほうにたまってきます。筋力が衰えてくるとポンプ機能も弱ってくるため、その量が多くなります。運動すると血流がよくなり、たまった水分が上に戻され、腎臓《じんぞう》で処理してくれます。

もう1つは、**筋力の維持**です。

加齢とともに衰えてくる筋肉は、適度な刺激を与えると維持できるだけでなく、強化することもできます。筋肉量が減らなければ水分をプールしておく場所を確保できるため、同じ量の水分を摂ってもつくられる尿を少なくできます。また、筋肉を刺激すると、おしっこのトラブルを解消してくれるテストステロンの量が増えることもわかっています。

軽い運動としておすすめするのが、「半歩大またウォーキング」。

いつもの歩幅より、半歩でいいので大またでウォーキングしましょう。お尻《しり》も太もも、ふくらはぎなど下半身の筋肉への負荷が大きくなることで、よりトレーニング効果が高まります。また、半歩大またで歩くことで、骨盤底筋群への刺激も加わり、肛門挙筋と尿道括約《かつやく》筋が鍛えられることが筋電図研究でわかりました。

「110度スクワット」もおすすめです。

下半身の筋肉を鍛える筋力トレーニングの代表ともいえるスクワットですが、おしっこのトラブル対策としてなら、それほど深く腰を落とす必要はありません。110度のほうがより効果的です。そのほうがより骨盤底筋群に負荷をかけることができますし、高齢者の方でも簡単です。下肢の筋力を鍛えたい方は90度までの深く腰を落とすスクワットを行いますが、ハードなトレーニングです。運動習慣がない人でこの動作をきっちりできる人は、なかなかいません。

半歩大またウォーキング

目線は前
背すじは伸ばして
腕はらくに振る
いつもより半歩大またで
かかとから着地する

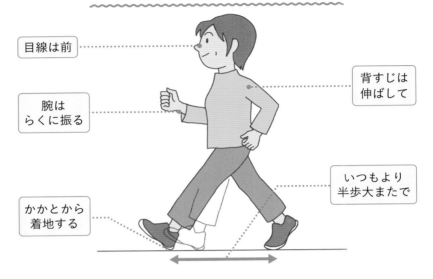

110度スクワット

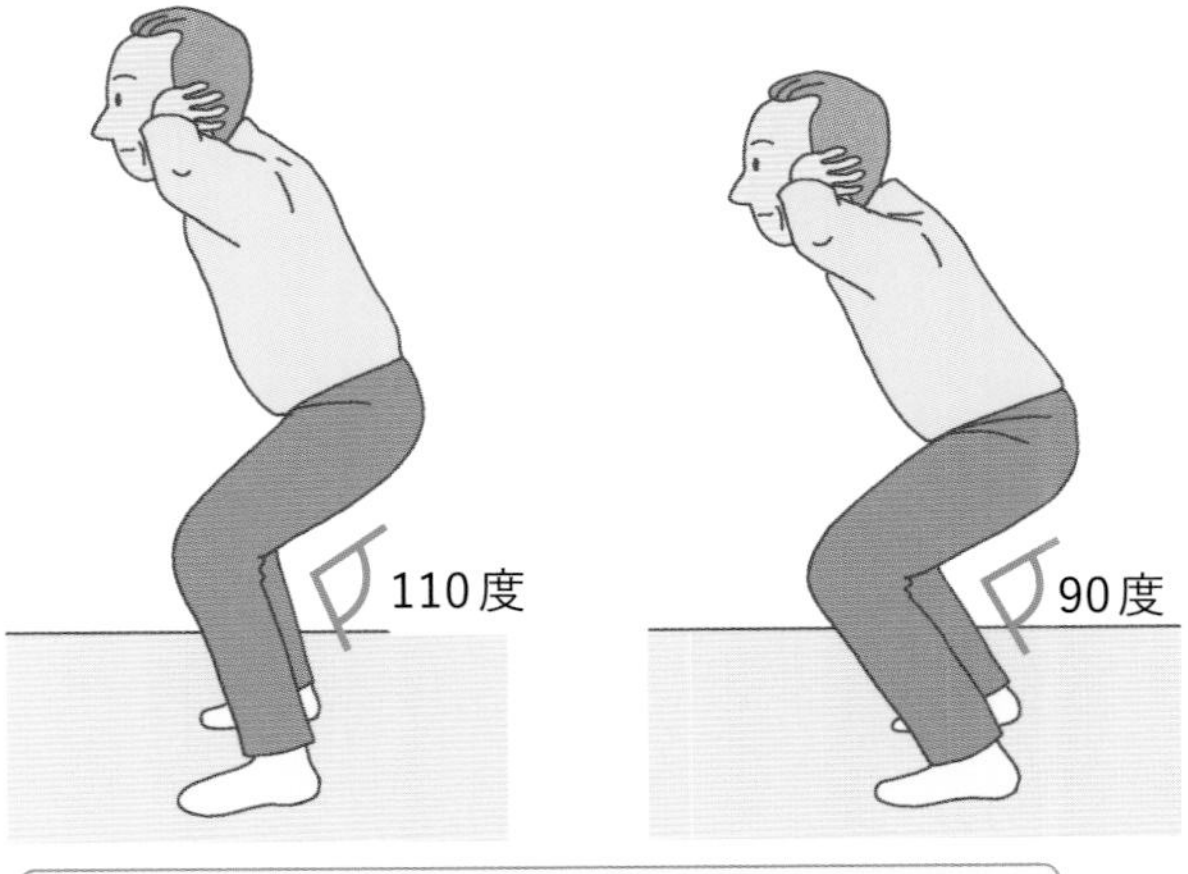

ひざを深く曲げないほうが骨盤底筋群に効く

冷えは排尿トラブルの大敵！温めるのは足元ではなくおなか

体が冷えるとトイレが近くなるといわれるのはどうしてでしょうか。

それは、下半身の冷えが起きると、冷えによる刺激を受けた膀胱《ぼうこう》が勝手に縮んでしまい、ためられる尿の量が少なくなるからです。また、冷えの刺激が尿意を引き起こす神経を亢進《こうしん》させることもあります。

おしっこのトラブルを抱えていない方でも、寒くなってくるとトイレに行く回数が増えるのは、それが理由です。寒い季節は、汗として水分を排出することが少なくなるため、その分、尿の量も多くなります。

ふつうの人でさえ冷えるとトイレが近くなるのですから、膀胱が敏感に反応する過活動膀胱の方は、さらに冷えに過剰に反応します。おしっこのトラブルを抱えている人にとっては、冷えは大敵なのです。対策を講じないと症状を悪化させることになります。

冷えは、体の防衛本能です。

皮膚で寒さを感じると、脳から、大事な心臓やおなかまわりの大きな血管を守るために体温を一定に保つよう指示が出ます。そうすると、末梢《まっしょう》の血管を縮めて熱を逃がさないようにします。

それが、冷えで手足が冷たくなる理由です。

冷え対策として、手足を温めるために二重に靴下を履いたり、湯たんぽを足元に置いたりする方がいます。効果がないわけではありませんが、**おすすめは、手足ではなくおなかを温めること**です。

おなかを中心に温めてあげると大きな血管が開いてきて、結果的に末梢の血管もゆるんで手足が温かくなります。特に**夜間頻尿で悩んでいる人は、湯たんぽを足元ではなく、おなかの横に置いて寝てみてください。**冷えによる膀胱への刺激が解消されるだけでなく、ぐっすり眠れるようになります。

ちなみに、先ほど紹介した体操や運動も冷え対策に効果があります。筋肉をよく動かすと、熱をどんどん生み出してくれるからです。

急な尿意に襲われたときのために

過活動膀胱《ぼうこう》の症状がひどくなると、外出するのがおっくうになる人がいます。「急な尿意に襲われたときの対処法があれば教えていただけますか？」と相談されることもあります。

残念ながら、急に尿意に襲われたらトイレへ行くしかありません。

しかし、急な尿意を起こさないための予防策はあります。例えば、洗い物は水から触らずお湯にしてから洗い始める、玄関を出る前に腹巻きやホッカイロを貼って外出するなど、ちょっとした工夫で尿意に襲われるリスクを少なくできます。

おなかを温めるのは、冷え対策と同じです。膀胱への寒冷刺激を和らげることができるからです。

おしっこのトラブルが怖くて外出が減ることの最大のデメリットは、高齢者の場合、

認知症のリスクが高くなることです。社会との接点がなくなると、気分が落ち込みやすくなり、コミュニケーションによる脳への刺激が少なくなり、認知機能が低下するといわれています。

社会との接点がなくなる原因が、おしっこのトラブルだとしたら、とてももったいないと思いませんか。

私は、トイレが近くなったり、尿がもれたりするのが怖いなら、「尿もれパッド」や「大人用オムツ」を利用するのもいいと思っています。最近の大人用オムツは薄くて、傍《はた》から見ても着用していることがわからない商品が増えてきています。それでいて、1・5Lの尿を吸収できる商品もあります。

尿もれや頻尿対策のグッズを使うことに抵抗がある方もいるでしょうが、使うことによるメリットのほうが大きいと思います。

おしっこのトラブルがある方は、そういった製品を利用しながら、ここまで紹介してきた食習慣や水の飲み方、生活習慣を心がけて症状の改善をめざしましょう。気にならなくなれば、尿もれパッドや大人用オムツは、いつでも手離せます。

ただし、過活動膀胱《ぼうこう》が前立腺《せん》肥大によるものだとしたら、少し対応が異なります。というのは、急な尿意に襲われないようにするためにやるべきことがあるからです。この段階でもまだ、過活動膀胱による尿もれは女性特有のものだと思っている方が多いかもしれません。

しかし、前立腺の肥大が進み膀胱内に飛び出るようになると、尿意を伝えるセンサーが変異して膀胱が過敏に反応するようになります。つまり、過活動膀胱は男性でも発症する病気なのです。

前立腺肥大が原因なら、98～99Pのコラムで紹介したようなホーレップ手術やレジューム治療を行えば、急な尿意に襲われることはなくなります。前立腺が膀胱内に飛び出る前に治療すると、尿もれに悩まされることはないということです。

アメリカでは、全米6カ所の施設を回ってディスカッションした先生のすべてが、口を揃えて、膀胱の機能を守るために、また、男性が過活動に悩まされないために、50代、60代前半という若いうちかからやるべきだといっています。

コラム

Dr. Saito の排尿障害治療最前線③

過活動膀胱の治療の基本は、薬物療法と行動療法

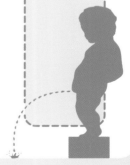

過活動膀胱《ぼうこう》の治療は、基本的には薬物療法と行動療法が中心になります。

薬物療法で用いられる薬は、膀胱が過剰に収縮するのを抑えて強い尿意を和らげる「抗コリン薬」、膀胱の筋肉をゆるめてためられる尿量を増やす「β《ベータ》3作動薬」などです。男性で前立腺肥大症が原因と考えられる場合は、「交感神経α《アルファ》1阻害薬」が用いられることもあります。

行動療法は、水分摂取の制限や骨盤底筋群トレーニングです。

薬物療法と行動療法による治療を12週間以上行っても症状が改善されない場合は、「ボツリヌス毒素膀胱壁内注入療法」という治療法を選択する場合もあります。

しかし、過活動膀胱においても、症状が悪化する前に泌尿器科に相談するのが第一。「最近トイレが近いな」と思う人は、左記のセルフチェックを行ってみてください。合計点数が3点以上になる場合は、過活動膀胱が疑われます。

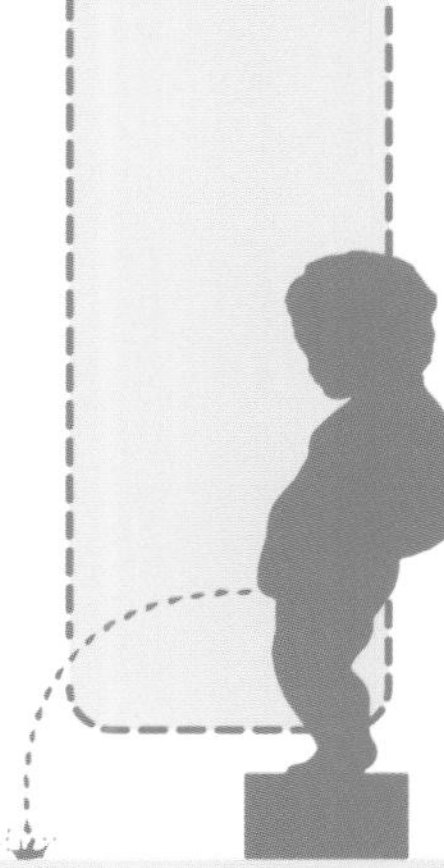

膀胱の状態をチェックしてみましょう
～過活動膀胱症状スコア（OABSS）～

質問	症状	点数	頻度
1	朝起きたときから寝るときまでに、何回くらい排尿をしましたか	0	7回以下
		1	8~14回
		2	15回以上
2	夜寝てから朝起きるまでに、何回くらい尿をするために起きましたか	0	0回
		1	1回
		2	2回
		3	3回以上
3	急に尿がしたくなり、我慢が難しいことがありましたか	0	なし
		1	週に1回より少ない
		2	週に1回以上
		3	1日1回くらい
		4	1日2～4回
		5	1日5回以上
4	急に尿がしたくなり、我慢できずに尿をもらすことがありましたか	0	なし
		1	週に1回より少ない
		2	週に1回以上
		3	1日1回くらい
		4	1日2～4回
		5	1日5回以上
	合計点数		

▼

質問3が2点以上で合計点数が3点以上の方は過活動膀胱の疑いあり
5点以下…軽症　6～11点…中等症　12点以上…重症

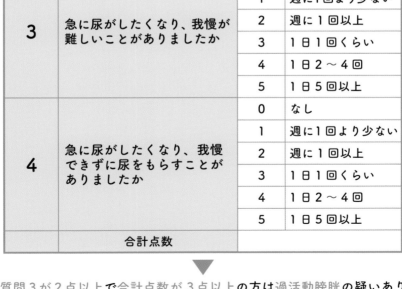

おわりに

加齢によって体のあちこちが衰えるように、
おしっこを出すしくみも衰えてきます。
尿もれ、頻尿、夜間頻尿は、その代表的な症状といっていいでしょう。
だからといって、「年だからしかたがない」で片づけるのは、
非常にもったいないことです。
加齢による機能低下を防ぐことを「アンチエイジング」といいますが、
本書で紹介してきたことを実践すると、
おしっこのしくみのアンチエイジングになります。
それどころか、テストステロンを増やしたり、睡眠を改善したり、
体がサビつかないようにしたりする食事や生活習慣を心がけることは、
そのままアンチエイジングになります。

そして、覚えておいてほしいのは、

おしっこのトラブルは専門医の適切な処置を受けると、
かなりの確率で進行を食い止めることができるし、改善するということです。

「ちょっともれるくらいだから大丈夫」とか、
「ちょっと多くトイレに行くくらいだから大丈夫」とか、
「ときどき夜中にトイレへ行くことがあるくらいだから大丈夫」
などという勝手な思い込みは捨てて、早めに泌尿器科を受診してください。
おしっこのトラブルは、なかなか人にいえない悩みですが、
医師の前なら恥ずかしがらずに不安なことを口にできると思います。

おしっこのトラブルそのものが生命を脅かすことはありませんが、
体が弱ってきているわかりやすいサインでもあります。
いつまでも健康で長生きするためにも、
おしっこのトラブルは早めに解消してしまいましょう。

順天堂大学医学部教授　堀江重郎

堀江 重郎（ほりえ・しげお）

医学博士
順天堂大学大学院医学研究科
泌尿器外科学教授

1960年生まれ。日米で医師免許を取得し、救急医学、泌尿器科学、腎臓学、分子生物学の研鑽を積む。精度の高い泌尿器手術を行う一方、学際的なアプローチを男性の健康医学に導入、日本初のメンズヘルス外来を開設。また日本抗加齢医学会の理事として「やる気」の研究を続け、テストステロンとの関係を突き止める。

斎藤 恵介（さいとう・けいすけ）

医学博士
日本泌尿器科専門医・指導医
日本抗加齢医学会評議員　サルコペニア指導士

1973年生まれ。帝京大学医学部附属病院泌尿器科講師、県立静岡がんセンター、ハーバード大学Clinical Care Center、順天堂大学医学部付属順天堂医院泌尿器科准教授などを経て2023年7月から泌尿器・日帰り手術クリニックuMIST東京代官山-aging care plus-院長。順天堂医院泌尿器科講師兼任。現在も大学とクリニックで外来と最新の排尿障害手術を行う。

頻尿・尿もれがみるみる改善する食べ方大全

2024年2月14日　第1刷発行
2024年7月29日　第6刷発行

著　　者　堀江重郎　斎藤恵介

編 集 人　辺土名 悟
企　　画　石井弘行
編　　集　わかさ出版
編集協力　洗川俊一
装　　丁　下村成子
本文デザイン　ドットスタジオ／G-clef
イラスト　石玉サコ
校　　正　東京出版サービスセンター、荒井よし子
発 行 人　山本周嗣
発 行 所　株式会社文響社
〒105-0001　東京都港区虎ノ門2丁目2-5
共同通信会館9階
ホームページ　https://bunkyosha.com
お問い合わせ　info@bunkyosha.com
印刷・製本　株式会社光邦

ISBN 978-4-86651-735-3

本書は専門家の監修のもと安全性に配慮して編集していますが、本書の内容を実践して万が一体調が悪化する場合は、すぐに中止して医師にご相談ください。また、疾患の状態には個人差があり、本書の内容がすべての人に当てはまるわけではないことをご承知おきのうえご覧ください。本書の情報は発売日時点の情報に基づいています。